**COMO CUIDAR
DE SEU CORAÇÃO**

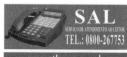

COMO CUIDAR DE SEU CORAÇÃO

Mitsue Isosaki

Adriana Lúcia van-Erven Ávila

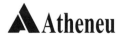

São Paulo • Rio de Janeiro • Belo Horizonte

EDITORA ATHENEU

São Paulo —	Rua Jesuíno Pascoal, 30 Tel.: (11) 2858-8750 Fax: (11) 2858-8766 E-mail: atheneu@atheneu.com.br
Rio de Janeiro —	Rua Bambina, 74 Tel.: (21) 3094-1295 Fax.: (21) 3094-1284 E-mail: atheneu@atheneu.com.br
Belo Horizonte —	Rua Domingos Vieira, 319 – conj. 1.104

Produção Editorial: *Paulo Roberto da Silva*
Capa: *Equipe Atheneu*

Dados Internacionais de Catalogação na Publicação (CIP)
(Câmara Brasileira do Livro, SP, Brasil)

Isosaki, Mitsue
     Como cuidar de seu coração / Mitsue Isosaki,
Adriana Lúcia van-Erven Ávila. – São Paulo: Editora
Atheneu, 2010.

     192 p.; 14 x 21 cm.
     Bibliografia.
     ISBN 978-85-388-0079-8

     1. Doenças cardiovasculares – Fatores de risco.
2. Doenças cardiovasculares – Prevenção.
3. Hábitos saudáveis. 4. Nutrição. 5. Saúde.
I. Ávila, Adriana Lúcia van-Erven. II. Título.

	CDD-616.1
09-10671	NLM-WG 100

Índices para catálogo sistemático:

1. Doenças cardiovasculares: Risco:
Prevenção: Medicina 616.1

ISOSAKI, M; van-ERVEN ÁVILA, A.L.
Como Cuidar de seu Coração

© *Direitos reservados à Editora ATHENEU – São Paulo, Rio de Janeiro, Belo Horizonte, 2010*

Editores

Mitsue Isosaki

Nutricionista pela Faculdade de Saúde Pública da Universidade de São Paulo. Pós-Graduada em Dietoterapia pela Faculdade de Saúde Pública da Universidade de São Paulo. Pós-Graduada em Administração de Empresas/Recursos Humanos pela Fundação Escola de Comércio Álvares Penteado/ Faculdade de Ciências Econômicas de São Paulo. Pós-Graduada em Administração Hospitalar e de Sistemas de Saúde (CEAHS – PROAHSA) pela Fundação Getúlio Vargas/ Escola Brasileira de Administração Pública e de Empresas. Mestre em Saúde Pública pela Faculdade de Saúde Pública da Universidade de São Paulo. Doutora em Ciências pela Faculdade de Medicina da Universidade de São Paulo. Supervisor-titular do Curso de Especialização em Nutrição Hospitalar em Cardiologia do Instituto do Coração, HCFMUSP Diretor-técnico do Serviço de Nutrição e Dietética do Instituto do Coração, HCFMUSP.

Adriana Lúcia van-Erven Ávila

Nutricionista pelo Centro Universitário São Camilo. Pós-Graduada em Nutrição Hospitalar em Cardiologia pelo Instituto do Coração, HCFMUSP. Especialista em Nutrição em Cardiologia pela Sociedade de Cardiologia do Estado de São Paulo. Pós-Graduada em Distúrbios Metabólicos e Risco Cardiovascular pelo Centro de Extensão Universitária (CEU). Pós-Graduada em Administração Hospitalar pelo Núcleo de Capacitação e Desenvolvimento (NCD), HCFMUSP. Nutricionista-encarregado da Seção de Assistência Nutricional a Pacientes Externos do Serviço de Nutrição e Dietética do Instituto do Coração, HCFMUSP.

Colaboradores

Ailson Leme Siqueira Junior

*Bacharel em Direito pela Pontifícia Universidade Católica
de São Paulo. Especialista em Economia do Setor Público
pela Universidade de São Paulo.*

Alessandra Macedo

*Nutricionista pelo Centro Universitário São Camilo.
Pós-Graduada em Nutrição Clínica pelo Centro Universitário
São Camilo. Mestre em Ciências pela Faculdade de Medicina da
Universidade de São Paulo. Pós-Graduada em Distúrbios Metabólicos
e Risco Cardiovascular pelo Centro de Extensão Universitária
(CEU). Especialista em Nutrição em Cardiologia pela Sociedade de
Cardiologia do Estado de São Paulo. Ex-nutricionista da Seção de
Assistência Nutricional a Pacientes Externos do Serviço de
Nutrição e Dietética do Instituto do Coração, HCFMUSP.*

Ana Paula Gonçalves da Silva

*Nutricionista pelo Centro Universitário São Camilo. Especialista
em Nutrição Clínica Hospitalar pelo Hospital Universitário da
Universidade de São Paulo. Ex-nutricionista da Seção de Assistência
Nutricional a Pacientes Externos do Serviço de Nutrição e
Dietética do Instituto do Coração, HCFMUSP.*

Aparecida de Oliveira

*Nutricionista pela Universidade de Guarulhos. Pós-Graduada
em Nutrição Clínica pelo Centro Universitário São Camilo.
Pós-Graduada em Administração Hospitalar pelo Centro Universitário
São Camilo. Mestre em Nutrição Humana Aplicada (PRONUT)
pela Universidade de São Paulo. Especialista em Nutrição em
Cardiologia pela Sociedade de Cardiologia do Estado de São Paulo.
Nutricionista-chefe da Seção de Assistência Nutricional a
Pacientes Internados do Serviço de Nutrição e Dietética
do Instituto do Coração, HCFMUSP.*

Bianca Masuchelli Chimenti

Nutricionista pela Pontifícia Universidade Católica de Campinas. Pós-Graduada em Nutrição Hospitalar em Cardiologia pelo Instituto do Coração, HCFMUSP. Pós-Graduada em Distúrbios Metabólicos e Risco Cardiovascular pelo Centro de Extensão Universitária (CEU). Especialista em Adolescência para Equipe Multidisciplinar pela UNIFESP – Escola Paulista de Medicina. Ex-nutricionista da Seção de Assistência Nutricional a Pacientes Externos do Serviço de Nutrição e Dietética do Instituto do Coração, HCFMUSP.

Carlos Alberto Pastore

Médico pela Faculdade de Medicina do ABC. Doutor em Cardiologia pela Universidade de São Paulo e Livre-docente pela Faculdade de Medicina da Universidade de São Paulo. Diretor do Serviço de Eletrocardiologia e Diretor de Serviços Médicos junto à Diretoria Executiva do Instituto do Coração do HC-FMUSP. Professor-titular de Fisiologia Humana na Faculdade de Psicologia da Universidade Paulista – UNIP. Diretor-clínico do Instituto de Moléstias Cardiovasculares do Hospital Alemão Oswaldo Cruz. Vice-presidente do grupo de estudos setorial de Eletrocardiografia da Sociedade Brasileira de Cardiologia. Coordenador, no Instituto do Coração, do Curso Anual de Especialização em Eletrocardiologia.

Daniel Godoy Martinez

Educador Físico pela Universidade Estadual Paulista (UNESP) Especialista em Condicionamento Físico Aplicado à Prevenção Cardiológica Primária e Secundária pelo Instituto do Coração do Hospital das Clínicas da Faculdade de Medicina da Universidade de São Paulo. Doutorando em Ciências, área de concentração Cardiologia, pela Faculdade de Medicina da Universidade de São Paulo.

Elisabeth Cardoso

Nutricionista pela Faculdade de Saúde Pública da Universidade de São Paulo. Pós-Graduada em Administração Hospitalar e Sistemas de Saúde (CEAHS – PROHASA) pela Fundação Getúlio Vargas/Escola Brasileira de Administração Pública e de Empresas. Mestre em Nutrição Humana Aplicada (PRONUT) pela Universidade de São Paulo. Nutricionista-chefe da Área de Controle de Qualidade, Ensino e Treinamento do Serviço de Nutrição e Dietética do Instituto do Coração, HCFMUSP.

Glória Heloise Perez

Psicóloga pelo Instituto de Psicologia da Universidade de São Paulo. Psicóloga-chefe do Serviço de Psicologia do Instituto do Coração, HCFMUSP. Especialista em Psicologia Hospitalar e Psicossomática. Doutora em Ciências pelo Departamento de Psiquiatria da UNIFESP.

Kátia Iared Sebastião

Nutricionista pela Faculdade de Saúde Pública da Universidade de São Paulo. Pós-Graduada em Nutrição Hospitalar em Cardiologia pelo Instituto do Coração, HCFMUSP. Pós-Graduanda em Distúrbios Metabólicos e Risco Cardiovascular pelo Centro de Extensão Universitária (CEU). Ex-nutricionista da Seção de Assistência Nutricional a Pacientes Internados do Serviço de Nutrição e Dietética do Instituto do Coração, HCFMUSP.

Mateus Camaroti Laterza

Educador Físico pelo Centro Universitário das Faculdades Metropolitanas Unidas (FMU). Doutor em Ciências, área de concentração Cardiologia, pela Faculdade de Medicina da Universidade de São Paulo (FMUSP). Professor-adjunto da Faculdade de Educação Física e Desportos (FAEFID) da Universidade Federal de Juiz de Fora.

Miyoko Nakasato

Nutricionista pela Universidade de Mogi das Cruzes. Pós-Graduada em Administração Hospitalar e Sistemas de Saúde (CEAHS – PROHASA) pela Fundação Getúlio Vargas/ Escola Brasileira de Administração Pública e de Empresas. Pós-Graduada em Distúrbios Metabólicos e Risco Cardiovascular pelo Centro de Extensão Universitária (CEU). Mestre em Ciências pela Faculdade de Medicina da Universidade de São Paulo. Especialista em Nutrição em Cardiologia pela Sociedade de Cardiologia do Estado de São Paulo. Nutricionista-chefe da Seção de Produção de Alimentos do Serviço de Nutrição e Dietética do Instituto do Coração, HCFMUSP.

*Para todos aqueles
que queiram caminhar
conosco em busca de um
coração saudável...*

Agradecimentos

Ao Dr. José Manoel de Camargo Teixeira, superintendente do Hospital das Clínicas da Faculdade de Medicina da Universidade de São Paulo, pelo apoio, quando em 1989, pudemos transformar nossas ideias em curso voltado para a comunidade.

Ao Conselho Diretor do InCor-HCFMUSP, na figura do seu Presidente, Prof. Dr. Noedir A. G. Stolf, pela valorização ao Serviço de Nutrição e Dietética.

À Diretoria Executiva do InCor-HCFMUSP, na figura de seu diretor, Dr. Edison Tayar, pelo apoio às nossas iniciativas.

Ao Prof. Dr. Sérgio Diogo Giannini (*in memorian*), precursor da prevenção dos fatores de risco das doenças cardiovasculares e nosso primeiro colaborador médico.

A todos os docentes e ex-docentes do Curso "Como cuidar de seu coração", pela inestimável colaboração ao longo dos anos.

A Arismar Rodrigues Neves, nossa secretária de eventos, pela dedicação e apoio constantes.

A Sra. Jaci Bueno Miliorini, nossa cliente InCor e frequentadora assídua do curso, por valorizar nosso trabalho.

Ao Sr. Manuel Caro Ruiz, por ter acreditado e seguido nossos ensinamentos e ser um exemplo de boa vontade e determinação.

A todos os participantes do curso que nos motivaram a tornar real o sonho deste livro.

Prefácio

Existem basicamente três maneiras de tratar doenças cardíacas: medicamentos, procedimentos intervencionistas, como angioplastia e cirurgia, e adoção de estilo de vida adequados. Estas três modalidades têm características e aplicações específicas e devem ser individualizadas. Na verdade, uma não exclui as outras. A questão de estilo de vida assumiu recentemente grande importância por algumas razões, pois documentou-se em vários estudos que estilo de vida saudável é mais eficiente que outros tratamentos na prevenção de eventos cardiovasculares. E mais, estilo de vida saudável não tem contraindicações, é barato e pode ser adotado por todos, dos jovens aos idosos. Portanto, quanto à eficiência, não há dúvida de que o estilo de vida saudável é altamente recomendável.

O problema fundamental é que a adoção de tal estilo implica, frequentemente, em mudanças de hábitos de vida que a pessoa adota desde a infância e que são agradáveis ou até considerados saudáveis. Por exemplo, certos alimentos proteicos e gordurosos foram considerados saudáveis e evidentemente apetitosos. O hábito de fumar era moda há algumas décadas – cigarros eram associados à riqueza, carros novos e beleza das pessoas.

Assim, a adoção de estilo saudável colide até certo ponto com coisas boas, desejáveis na vida diária. Em consequência, a aderência ao mesmo depende não apenas dos conceitos médicos modernos, da competência com que os médicos o recomendam – mas sobretudo da aceitação pelos pacientes.

É neste sentido que o presente livro tem valor especial, pois é dirigido aos leigos – em linguagem acessível, porém sem descuidar dos fundamentos científicos. Além disso, enfatiza os principais aspectos da nutrição, exercícios, contribuição dos fatores de risco e como modificá-los. Traz a opinião de médicos, nutricionistas, educadores físicos e psicólogos numa visão integrada que contempla de modo abrangente todo o problema da prevenção cardiovascular.

Considero esta obra uma contribuição essencial no processo de educação populacional, tão necessário à preservação da saúde de nossa gente.

Professor Dr. Protásio Lemos da Luz

_Diretor da Unidade Clínica de
Aterosclerose do InCor – HCFMUSP._

Apresentação

As doenças crônicas não transmissíveis, dentre as quais destacam-se as cardiovasculares, são responsáveis por invalidez, doenças e mortes em todo o mundo. Por isso se torna extremamente importante a educação e a conscientização de todos quanto à prevenção e o controle dessas patologias.

A prevenção de doenças como diabetes e hipertensão, o controle de peso nos casos de sobrepeso ou obesidade, a prática regular de atividade física, a diminuição do consumo de gordura, sal e bebida alcoólica, o abandono do fumo, o gerenciamento do estresse e a realização de uma alimentação saudável são atitudes importantes para se ter mais saúde, e assim evitar as doenças.

Com a missão de propiciar informações sobre os fatores de risco, a prevenção e o tratamento das doenças cardiovasculares, o Serviço de Nutrição e Dietética do Instituto do Coração do Hospital das Clínicas da Faculdade de Medicina da Universidade de São Paulo idealizou, em 1989, o curso inicialmente denominado "Cuidados nutricionais para prevenção e na presença de fatores de risco de doenças cardiovasculares: dislipidemias, diabetes melito, hipertensão arterial e obesidade" e, posteriormente, "Como cuidar de seu coração". Com o tempo, além de médicos e nutricionistas, outros profissionais se engajaram ao projeto e, assim, psicólogos e educadores físicos passaram a ministrar o conteúdo sobre estresse, depressão, a prática de atividade física, enriquecendo os conhecimentos para a obtenção do estilo de vida saudável.

O cuidado dos coordenadores e docentes do curso em propiciar um conteúdo prático, desde o início, reflete-se também nas oficinas de Nutrição com montagem de cardápios equilibrados e no coffee break com pratos saborosos, atrativos e saudáveis oferecido aos participantes.

Em 2005, coroando o êxito do curso, um paciente, atendido pela equipe de Nutrição do InCor, Sr. Manuel Caro Ruiz, passou a compor o corpo docente com o relato de sua experiência de sucesso na obtenção de resultados para a mudança do seu estilo de vida. O Sr. Ailson Leme Siqueira Junior, participante do curso, motivado pelos resultados apresentados pelo Sr. Manuel, também aderiu aos ensinamentos, modificando o seu comportamento, compartilhando a sua conquista na publicação do livro "Perdendo peso, ganhando saúde" e engajando-se na equipe de docentes.

Para nós, isso foi o "gatilho" para a realização do sonho de publicar o livro visando compartilhar o conhecimento e a vivência, não só com os participantes do evento, mas também com todos os leitores que buscam viver cada vez mais e, sobretudo, com saúde!

Que esse livro nutra a vida de todos com bons nutrientes, com momentos de atividade física praticada com prazer e alegria, e com menos estresse no dia-a-dia.

Mitsue Isosaki
Adriana Lúcia van-Erven Ávila

Sumário

1. **Como mudei meu estilo de vida, 1**
   Ailson Leme Siqueira Junior

2. **Como identificar, tratar e prevenir os fatores de risco cardiovasculares, 7**
   Carlos Alberto Pastore

3. **Corações e mentes: uma relação tão delicada. Compreendendo e lidando com os aspectos psicológicos das doenças cardíacas, 35**
   Glória Heloise Perez

4. **Benefícios do exercício físico para o seu coração, 51**
   Daniel Godoy Martinez
   Mateus Camaroti Laterza

5. **A alimentação no tratamento de doenças: hipertensão arterial, dislipidemias, diabete melito e obesidade, 61**
   Alessandra Macedo
   Ana Paula Gonçalves da Silva
   Miyoko Nakasato

6. **Como deve ser uma alimentação equilibrada, 91**
Bianca Masuchelli Chimenti
Kátia Iared Sebastião
Aparecida de Oliveira

7. **Cozinha saudável, 111**
Elisabeth Cardoso
Mitsue Isosaki
Adriana Lúcia van-Erven Ávila

Índice remissivo, 193

1. Como Mudei meu Estilo de Vida

Ailson Leme Siqueira Junior

A HORA DA VERDADE!

Obeso desde criança, quando jovem desejava emagrecer para superar as enormes frustrações que o excesso de peso me causava, mas nunca conseguia. Adulto, embora soubesse que precisava perder peso para preservar a saúde, nada fazia de forma consistente para que isso acontecesse. Durante vinte anos a história se repetiu: um dia resolvia seguir a dieta da época ou então tomava medicamentos que prometiam bons resultados contra a obesidade. No início, emagrecia um pouco e isso era o bastante para que eu me iludisse e ficasse eufórico! Porém, não demorava muito para recuperar todo o peso perdido e acrescentar ainda uns quilos a mais...

Aos 38 anos, pesava 137 quilos e sofria de hipertensão arterial, além de apresentar perigosos níveis de colesterol, triglicérides e glicemia. Para agravar o quadro, comecei a ter dificuldade para dormir, em razão de uma assustadora apneia do sono, que me fazia acordar sufocado.

Minha esposa, preocupada com o meu estado de saúde, insistia para que procurasse os especialistas, e eu sempre desconversava, dizendo que iria agendar as consultas assim que possível. Então, incomodado com as dores que surgiram na coluna vertebral, resolvi me consultar com o Dr. Victor Keihan Rodrigues Matsudo, ortopedista especializado em medicina esportiva. Ele não se limitou a avaliar os meus problemas ortopédicos e, de maneira muito franca, alertou sobre os riscos que a minha vida corria e também se empenhou para me convencer a enfrentar a obesidade, recomendando que eu praticasse atividade física e adotasse uma alimentação saudável.

O grande problema era que eu simplesmente não acreditava que pudesse mudar de estilo de vida. Afinal, fazia muito tempo que a minha rotina era caracterizada pelo sedentarismo extremo e por hábitos alimentares nada recomendáveis.

A agenda lotada de compromissos era a desculpa ideal para que a minha "atividade física" fosse basicamente "andar de carro e de elevador". Além disso, eu não tinha horários definidos para me alimentar e muitas vezes sequer saía para almoçar, preferindo a comodidade de receber no escritório lanches altamente calóricos pedidos por telefone.

Os finais de semana eram perfeitos para "descansar e me alimentar melhor", o que quase sempre significava permanecer muitas horas diante do computador ou no sofá assistindo televisão, comendo compulsivamente tudo o que havia de mais saboroso na geladeira ou na despensa.

Mudar de estilo de vida era uma resolução que eu frequentemente adotava às segundas-feiras, após as férias ou no ano novo e tal decisão costumava durar apenas semanas ou no máximo alguns meses. No entanto, dias após a consulta médica, finalmente admiti que a minha obesidade estava completamente fora de controle. Isso aconteceu quando tive dificuldade para realizar uma ressonância magnética, em razão de pesar mais do que os 120 quilos suportados pelo equipamento.

Preocupado, pensei que, se continuasse naquela trajetória, engordaria cada vez mais e numa próxima vez não poderia me submeter àquele exame, embora alimentasse a esperança de que um dia emagreceria e com isso recuperaria a minha saúde. Pela primeira vez temi que não tivesse a chance de ver isso acontecer. Naquele momento, resolvi enfrentar a realidade e, diante dos meus inúmeros problemas de saúde, notei a gravidade da situação e concluí que agora não bastava apenas combater a obesidade: era necessário vencê-la!

Avaliei que sozinho não teria como enfrentar essa grande batalha. Assim, busquei o apoio da minha família e as indispensáveis orientações dos profissionais. Fortalecido, assumi o controle da situação e senti que era a oportunidade de provar que seria capaz de me libertar definitivamente da obesidade. Decidi então que não perderia mais tempo, pois estava convencido de que cuidar da minha saúde era um assunto que efetivamente requeria urgência. Com entusiasmo, tomei coragem para dar início ao longo e difícil desafio de mudar de estilo de vida e acreditei que, com determinação, muita disciplina e persistência daria certo!

A HORA DA AÇÃO!

Agora que estava disposto a dar prioridade à saúde, reservei tempo na minha agenda para a atividade física. O Dr. Victor Matsudo recomendou-me caminhar pelo menos trinta minutos diariamente, por isso matriculei-me numa academia.

Nos primeiros dias, confesso que não foi fácil e quase desisti, pois mal conseguia andar na esteira por 20 minutos, mesmo a uma velocidade baixa. Orientado por um professor de Educação Física, consegui superar as dificuldades iniciais e, algum tempo depois, passei a frequentar o parque próximo de casa e experimentei a liberdade de andar ao ar livre.

Com a intenção de resolver a questão da alimentação, soube do curso "Como Cuidar do seu Coração", promovido pelo Serviço de Nutrição e Dietética do InCor, no qual prestei atenção às recomendações dos especialistas e me inspirei ao ouvir o paciente do InCor, Manuel Caro Ruiz. Seu depoimento era a evidência de que realmente era possível mudar de estilo de vida e, sobretudo, que essa atitude efetivamente traria bons resultados.

Conforme as recomendações, aprendi a ler os rótulos dos alimentos industrializados que eu tanto consumia e, assustado com a grande quantidade de calorias, gorduras e sódio, passei gradativamente a substituí-los por alimentos naturais que até então não faziam parte do meu cardápio.

Coloquei também em prática os ensinamentos das nutricionistas e abandonei o hábito de ficar sem comer durante muitas horas e notei que, ao me alimentar em intervalos regulares, de três a quatro horas, não sentia fome.

DIA APÓS DIA...

Não demorou muito para que eu percebesse os benefícios da atividade física e da alimentação saudável. Em poucas semanas, a apneia do sono, que tanto me incomodava, desapareceu para sempre. Com isso, passei a ter um sono reparador e mais disposição para cumprir a agenda de compromissos, sem tanto estresse.

Ampliei o tempo dedicado à caminhada e também transformei os meus finais de semana em "dias úteis", aproveitando para acumular passos enquanto fazia divertidos passeios ao ar livre com a família.

Aos poucos, consegui enfrentar a compulsão alimentar e percebi que não era tão difícil introduzir frutas, legumes, verduras, cereais, leite e derivados desnatados, peixes e carnes magras à minha alimentação.

Certamente aconteciam "recaídas", mas notei que se ficasse apenas dois dias sem caminhar, na noite seguinte não dormia tão bem. E mais: se no fim de semana cometesse "excessos alimentares", recuperava todas as calorias perdidas durante a semana!

Após ter mudado meu estilo de vida, comecei a emagrecer de forma consistente. Porém, mantive o foco no meu objetivo, que era eliminar 40 quilos.

Assumi o compromisso de conter a ansiedade por resultados imediatos e concluí que não havia motivos para querer perder, em alguns meses, os quilos acumulados ao longo de toda a minha vida. Afinal, tinha consciência de que escolhera o caminho mais natural e seguro para deixar de ser obeso.

Tempos depois, 20 quilos mais magro, tinha disposição para caminhar antes de ir trabalhar e também à noite. Além disso, sentia-me adaptado à minha nova alimentação, recheada de produtos naturalmente saudáveis.

Ao realizar uma série de exames, as notícias foram surpreendentes. No resultado do teste ergométrico de esforço, constava a menção "boa aptidão física"! Os níveis de colesterol, triglicérides e glicemia tornaram-se absolutamente normais, ao passo que a minha pressão arterial, que antes chegava a 18 por 12, baixara para 12 por 8!

Então considerei que as corridas de rua poderiam servir de estímulo para que eu mantivesse o meu novo estilo de vida, pois exigiriam um bom preparo físico e uma alimentação bastante equilibrada. Devidamente autorizado pelos médicos, um ano e meio após deixar de ser sedentário, comecei a participar de corridas, algo totalmente impensável anos atrás!

No início, eram provas de 5 ou 6 quilômetros, que eu completava correndo pequenos trechos, mas, aos poucos, aprimorei os treinos e decidi participar de provas mais longas, como as de 10 Km e a tradicional Corrida de São Silvestre (15 Km) e deu certo!

Isso me animou a enfrentar experiências ainda mais desafiadoras e, após uma extensa preparação física e mental, consegui concluir quatro meias-maratonas (21,1 Km) e até mesmo uma maratona (42,2 Km) no Canadá!

ALÉM DA IMAGINAÇÃO...

Depois de perder 40 quilos, venci a obesidade e finalmente resgatei a minha preciosa saúde. Mais do que isso: adotei um estilo de vida repleto de hábitos saudáveis, que me proporcionam bem-estar e qualidade de vida. Livre dos problemas causados pela obesidade, levo uma vida mais feliz, minha autoestima aumentou bastante e estou bem mais otimista e confiante para o futuro.

Sinceramente, acredito que todos aqueles que tiverem o firme propósito de recuperar a saúde e coragem de dar o primeiro passo podem conquistar um novo estilo de vida! Afinal, quando corpo e mente estão em perfeita sintonia, tudo é possível!

Ailson Leme Siqueira Junior[1]

---

1. Autor do livro "Perdendo Peso, Ganhando Saúde!" – Editora CELAFISCS, 2007.

2. Como Identificar, Tratar e Prevenir os Fatores de Risco Cardiovasculares

Carlos Alberto Pastore

EVIDÊNCIAS CLÍNICAS DA MUDANÇA DE ESTILO DE VIDA E DA TERAPIA MEDICAMENTOSA NOS FATORES DE RISCO CARDIOVASCULAR

Um trabalho com 29.000 pessoas de 52 países mostrou uma comparação entre 14.000 homens e mulheres que haviam sofrido um infarto do miocárdio e 15.000 indivíduos normais (Yusuf et al., 2004)[1]. Dessa forma, foi possível comparar fatores de risco de várias populações com hábitos diferentes, cujos dados nunca haviam sido relacionados entre si. O que mais chamou a atenção foi que nove fatores de risco podem prever a maior parte dos infartos do miocárdio (o músculo das paredes do coração). Os fatores já são nossos velhos conhecidos, como o colesterol alto no sangue, o cigarro, o diabetes, a pressão alta, a obesidade (principalmente na barriga), a falta de exercício físico, a alimentação sem verduras, legumes e frutas, e finalmente o estresse e a depressão. Quem tem o colesterol alto tem 3,3 vezes mais chance de infartar, quem fuma tem 2,9 vezes mais chance, a depressão e o estresse aumentam o risco 2,6 vezes, diabetes e pressão alta aumentam 2,4 vezes, e a obesidade abdominal, 1,1 vezes. Comer vegetais reduz em 30% a chance do infarto e a realização de atividade física, em 15%.

A mensagem do estudo é clara: controlar o colesterol alto com dieta e, se ele não baixar, usar medicação (estatinas), não fumar, comer muitas frutas, vegetais e fazer exercícios, reduz em 80% o risco de ataque do coração. Este percentual de prevenção é muito maior do que se imaginava, pois o número anterior era de 50%, e fica claro que podemos evitar o infarto do miocárdio com medidas preventivas não tão restritivas, porém muito eficientes (Figs. 2.1 e 2.2).

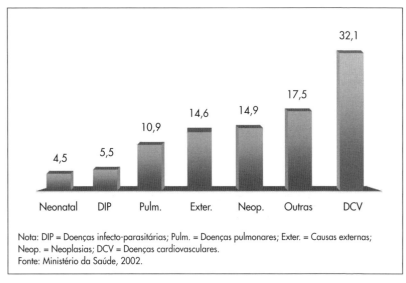

Fig. 2.1 – Mortalidade total no Brasil (%).

ATEROSCLEROSE

Nos últimos 50 anos, inúmeros estudos mostraram que a dieta ocidental, com grande quantidade de gordura saturada, estava relacionada com o aparecimento da gordura na parede das artérias, conhecida como aterosclerose. Os profissionais recomendavam, para as pessoas com colesterol alto e com tendências familiares para as doenças cardiovasculares, que restringissem a ingestão das tais gorduras em 10 a 30%. O que não se sabia era o quanto se deveria reduzir a gordura e também se a dieta podia modificar a evolução da aterosclerose. Dessa forma, vários estudos muito bem controlados comprovaram que a diminuição do LDL, o chamado colesterol ruim, está associada a grande benefício para os pacientes (Martin et al., 1986[2]; Stamler, Wentworth, Neaton, 1986[3]). Mas as associações médicas ainda dão importância à manutenção das dietas com baixa quantidade de gordura saturada.

O colesterol é uma importante substância para nosso organismo, pois constitui componente fundamental para a fabricação de hormônios e outras substâncias vitais para o funcionamento adequado de nosso organismo. Por isso 70% do colesterol de nosso organismo vêm de produção própria pelo nosso fígado, sendo os outros 30% obtidos da dieta.

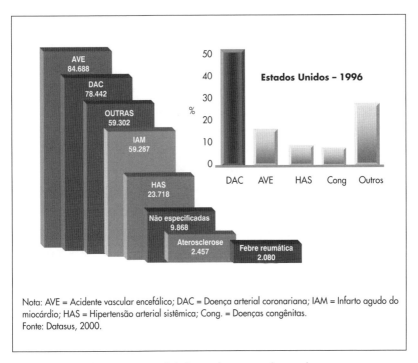

Fig. 2.2 – Mortalidade por doenças cardiovasculares.

Entretanto nem todo o colesterol é bom. Hoje sabemos que temos vários tipos de colesterol e o excesso do colesterol ruim é associado significativamente ao aumento das doenças cardiovasculares. Em termos gerais, temos o colesterol ruim, conhecido por LDL-colesterol, e temos o colesterol bom, conhecido por HDL-colesterol.

O LDL-colesterol é considerado ruim porque é aquele que, quando em excesso no sangue, se deposita facilmente na parede das artérias, formando as placas de aterosclerose que causam a obstrução à circulação do sangue, propiciando o infarto e também o acidente vascular cerebral, conhecido por derrame. Por sua vez, o HDL-colesterol é considerado como bom colesterol, porque participa da remoção do colesterol ruim da circulação. Esta fração "boa" aumenta quando fazemos dieta e exercício (Forti, Giannini, Diament, 1980)[4].

A luta contra o colesterol ruim é antiga, há mais de 40 anos que tentamos diminuí-lo no sangue e evitar o depósito de gordura e o entupimento dos vasos. Os números limites de LDL foram baixando, no início 240 miligramas/decilitro de sangue, depois 160 mg/dl, e agora há sugestões de 100 mg/dl e 70 mg/dl. Os números tão mais baixos são para os indivíduos com história de doença cardiovascular e fatores de risco. Se, fazendo dieta e exercícios, não atingirmos essas metas, devemos tomar as estatinas (medicação para baixar o colesterol). A novidade é que pesquisas americanas chamam a atenção para o exagero do colesterol ruim tão baixo, mostrando que o limite de 100 mg/dl para o LDL é suficiente. O que os autores descrevem como muito relevante é a importância de se aumentar o HDL, o bom colesterol. Esta missão não é fácil, pois algumas pessoas nascem com o HDL alto, acima de 60 mg/dl, e vivem mais, pois este bom colesterol, além de evitar depósito de gordura, possui poderes anticoagulantes.

Desta forma, quem nasceu carimbado com o HDL alto, parabéns, mas quem tem HDL baixo tem de ficar muito atento. Conseguimos aumentar o HDL só com muito exercício (pois a medicação não é tão eficiente), diminuição do peso e dos triglicérides, pois quando estes estão altos no sangue, diminuem o HDL. O maior problema do colesterol elevado é que o indivíduo não sente nada até ter um ataque cardíaco, que pode ser fatal.

Uma observação importante é que alguns indivíduos nascem com predisposição (familiar) ao aumento do colesterol, tendo de ter maior cuidado. Há uma significativa predisposição genética para as doenças cardiovasculares e o conhecimento precoce desses problemas, ainda em idade mais jovem, pode significar o melhor tratamento através da prevenção e orientação de nossos filhos. Tanto as crianças como os idosos devem ser orientados sobre os malefícios do colesterol elevado, para que possam se beneficiar com o controle adequado dos seus níveis sanguíneos de colesterol.

Às vezes, indivíduos com menos de 50 anos são acometidos pelo infarto do miocárdio. Cerca de 10% desses casos podem ocorrer entre 40 e 49 anos e em geral com evolução mais perigosa. Como o entupimento é repentino, em geral os jovens não desenvolveram a chamada circulação colateral, isto é, novos vasos que vão suprindo a irrigação do miocárdio, o que é muito comum nos idosos, que ficam mais protegidos. Como sempre, o cigarro é o maior problema, pois ele é altamente agressivo para as artérias, endurecendo-as, diminuindo seu calibre e ajudando a formação de placas de gordura (aterosclerose). Crianças, cujos pais tiveram infarto do miocárdio em idade precoce, ou seja, entre 45 e 55 anos para os pais, ou entre 55 e 65 anos para as mães, são aquelas que devem ser avaliadas quanto aos seus níveis de colesterol, para iniciar o quanto antes medidas de prevenção.

Principalmente as crianças devem, desde cedo, ser orientadas e habituadas a uma dieta correta, balanceada, com frutas, legumes, cereais e proteínas de boa qualidade, pois hoje sabemos que as placas de aterosclerose, vilãs das doenças cardiovasculares, começam a ser formadas desde a infância. A importância da dieta balanceada é fundamental nos dias atuais, sobretudo devido ao aumento do recurso ao *fast-food* e maior consumo de gorduras hidrogenadas.

Além da dieta corretamente balanceada, as crianças precisam ser orientadas sempre para os hábitos saudáveis de vida, como exercícios físicos com frequência, combate à obesidade, evitar o tabagismo e o álcool (Quintão, 1988)[5].

FATORES GENÉTICOS, INFLAMAÇÃO E OUTRAS DOENÇAS ASSOCIADAS

Alguns pacientes ficam muito preocupados, pois fazem dietas rígidas espartanas e não conseguem reduzir as taxas de colesterol sanguíneo. Os cardiologistas devem explicar para os seus pacientes que estes podem ser portadores de defeitos genéticos responsáveis pelo colesterol elevado. As Dislipidemias – aumento das gorduras no sangue – também podem ser causadas por outras doenças, como diabetes, hipotireoidismo e obesidade. Os hábitos de vida inadequados, como tabagismo, dieta exagerada e etilismo, são também causas de colesterol alto no sangue. Alguns remédios também podem elevar o colesterol, bem como os triglicérides. Os corticoides (utilizados como anti-inflamatórios e antialérgicos), a isotretinoína (utilizada para o combate à acne) e as medicações para o tratamento da AIDS (inibidores de Protease) alteram o metabolismo e também as gorduras no sangue. Dessa forma, devemos estar atentos à nossa história familiar, aos nossos hábitos e às medicações que utilizamos.

Porque o filme passa muito mais depressa!

As observações clínicas têm mostrado que, em alguns indivíduos, o processo de aterosclerose, isto é, a deposição de gordura nas artérias, acontece muito mais rápido e cada vez mais nos jovens. A sensação é de que o referido processo fica acelerado por causas que estão sendo descobertas. Nós já conhecemos alguns vilões que apressam a aterosclerose, sendo o mais conhecido o colesterol, além do diabetes, ácido úrico alto, estresse e pressão alta. Mas a recente descoberta de que as inflamações em qualquer lugar do corpo, por vezes assintomáticas, podem ser tão agressivas quanto o colesterol alto, alertou o mundo científico. As inflamações lançam na circulação substâncias capazes de romper as placas de gorduras que estão nas paredes das artérias, tornando-as instáveis. Nas situações em que as inflamações atingem as placas e elas se rompem, são liberadas substâncias que reduzem o calibre dos vasos, concentrando e agregando as plaquetas e formando um trombo, isto é, um coágulo que entope a artéria. Em alguns indivíduos, que não possuíam colesterol alto e foram vítimas de infarto do miocárdio fatal, foram observadas inflamações nas artérias. Pacientes que possuem genética para doenças cardíacas ou já tiveram eventos cardíacos podem ter apressados seus infartos pela presença das inflamações. Os fumantes podem manter processos inflamatórios que também aceleram os processos cardíacos. Existe um exame de sangue capaz de medir a concentração da chamada proteína C-reativa, que quando alta no sangue indica a existência de inflamações.

Ácido úrico: além da gota, risco para o coração

Bons tempos aqueles em que, por falta de conhecimento, o ácido úrico elevado no sangue era só responsável por dores articulares (gota úrica). Nós já sabemos que as proteínas, quando processadas pelo organismo, podem provocar aumento do ácido úrico e, assim, cálculos nos rins e dor nas articulações.

A novidade está na descoberta de que pacientes que apresentam eventos cardíacos, do tipo infarto do miocárdio, têm as taxas de ácido úrico altas no sangue. A realização de uma tomografia computadorizada especial, para detectar as placas de gordura, vem confirmar mais placas calcificadas nos indivíduos com ácido úrico elevado no sangue. Os outros fatores de risco, como pressão alta, colesterol elevado, diabetes, estão intimamente associados às placas de gordura nas artérias, agora acrescenta-se outro fator de risco, o ácido úrico alto. Os pesquisadores ainda não sabem exatamente o mecanismo pelo qual o ácido úrico participa do processo (talvez inflamação), mas não há dúvida de que médicos e pacientes devem controlar o ácido úrico elevado no sangue. As carnes em geral, os frutos do mar, miúdos e vísceras, leguminosas, cereais integrais, a cerveja e uísque são os que mais aumentam o ácido úrico, além de algumas medicações.

OBESIDADE ABDOMINAL E RESISTÊNCIA À INSULINA: A SÍNDROME METABÓLICA

A observação é antiga, pois o Diabetes, a pressão alta, gorduras alteradas no sangue e a obesidade já são velhas conhecidas e responsáveis por graves prognósticos. A novidade é que, de alguns anos para cá, os endocrinologistas e os cardiologistas estão observando que a associação destas doenças tem sido muito mais comum e deve ser tratada como um conjunto de doenças, chamada de Síndrome Metabólica. A presença da resistência à insulina acompanha o quadro da obesidade visceral, pressão alta e gorduras aumentadas no sangue, tudo isso piora o risco de doença cardiovascular. O diagnóstico clínico é fácil e, apoiado em alguns exames, o médico pode dar um prognóstico do risco de se desenvolverem doenças do coração e vasos. O índice de massa corpórea para avaliar a obesidade, a circunferência abdominal maior que 94 cm para o homem e 80 cm para a mulher, exames da função renal, proteína C-reativa (marcador de inflamação), colesterol e frações, triglicérides, ácido úrico e homocisteína podem fazer uma abordagem ampla desta síndrome. A realização da tomografia rápida, para verificação do grau de presença de cálcio nas artérias, pode também auxiliar na detecção da aterosclerose e também dos sinais da presença da síndrome metabólica. A presença de três ou mais desses critérios já caracteriza a referida síndrome e o maior risco de infarto do miocárdio e de acidente vascular cerebral (Brandão et al., 2005)[6].

HIPERTENSÃO ARTERIAL

Entendendo a pressão alta

A pressão alta surge quando as artérias dificultam a passagem do sangue e o coração precisa bombear com mais força, o que leva à hipertensão, resultado de um esforço extra do coração para distribuir sangue por vasos que desenvolveram aumento da resistência à passagem do líquido.

A pressão arterial pode ser dividida em sistólica, ou "máxima" (que é quando o coração se contrai para enviar o sangue ao organismo), e diastólica ou "mínima" (quando o coração relaxa para receber o sangue). A hipertensão arterial ou "pressão alta" ocorre quando a pressão arterial sistólica estiver com valores iguais ou maiores que 140 mmHg e/ou a diastólica estiver igual ou maior que 90 mmHg, quando medidas em duas ou mais ocasiões.

A causa da hipertensão arterial é um problema que afeta homens e mulheres. Sabe-se que, além da herança familiar, hábitos de comer muito sal, viver sob estresse, estar com peso acima do ideal, não fazer exercícios e tomar bebidas alcoólicas em excesso também ajudam a pressão a subir. Assim, evitando esses fatores, podemos evitar a hipertensão, mesmo quando existir a tendência hereditária. As complicações que a pressão alta pode causar, na maioria das vezes, não apresentam sintomas, podendo causar danos em órgãos vitais do organismo. No cérebro, a pressão alta é a principal causa de Acidente Vascular Cerebral ("derrame"); no coração, pode causar o infarto e a insuficiência cardíaca; nos rins pode levar à doença renal.

A hipertensão arterial, também conhecida por todos como pressão alta, é um dos principais inimigos silenciosos do coração, junto com o colesterol elevado e o diabetes.

Essa fama de inimigos silenciosos se deve ao fato de que essas doenças, em geral, não dão nenhum sintoma nas fases iniciais, ou seja, o paciente não sente nada até o momento em que tem uma complicação clínica muito grave, que pode colocar a sua vida em risco.

A pressão alta, quando não tratada corretamente pode, após alguns anos, levar à insuficiência cardíaca, e nesta condição o paciente passa a sentir as consequências que têm impacto direto na sua qualidade de vida. Impede as atividades físicas comuns e corriqueiras do dia a dia, tais como caminhar, carregar pesos, manter atividade sexual, arrumar a casa, lavar o carro e assim por diante. O coração com insuficiência trabalha cansado, devido aos anos de sobrecarga e mau trato pela pressão alta, abreviando o tempo de vida dessas pessoas.

A conscientização dos possíveis problemas futuros é fundamental, pois uma vez reconhecidas as complicações advindas do tratamento incorreto, a prevenção é a melhor forma de abordagem do problema das doenças de natureza crônica, as quais devem ser tratadas corretamente para o resto da vida.

DIABETES

Controlar o açúcar no sangue reduz morte por doença do coração!

Os estudiosos do diabetes concluem que o controle da glicemia (açúcar no sangue), tanto antes como depois do infarto do miocárdio, reduz em um quarto (25%) as mortes nesses pacientes. Atualmente, no mundo, temos 200 milhões de diabéticos; 7% não sabem que têm a doença e uma boa parte não a trata adequadamente. As doenças cardiovasculares são as maiores causas de mortalidade entre os diabéticos, correspondendo a 70% das mortes. As dificuldades para o tratamento são várias, como o custo e os cuidados para se usar a insulina, as medicações para baixar o açúcar e que aumentam o peso, dificultando o controle da obesidade, além da pouca atividade física desses doentes. Como essa doença tem a característica de não apresentar sintomas, as pessoas vão descobrir o diabetes quando já têm problemas na retina (olhos) ou nos nervos das pernas. O pior é que o risco de doença do coração e vasos é enorme, pois o diabetes piora a aterosclerose (depósito de gordura na parede das artérias). A doença das coronárias aumenta três vezes nos homens com diabetes e nas mulheres é mais agressiva, aumentando de três a sete vezes os casos de obstrução das artérias que irrigam o próprio coração. O diabetes associa-se ao aumento de triglicérides, diminuição do HDL (bom colesterol) e mais agressividade do LDL, o colesterol ruim. No

Brasil também estamos ficando mais obesos, portanto mais diabéticos e sofrendo de tudo que acompanha esse quadro: pressão alta, derrames e infartos do miocárdio. Não dá mais para comer tudo que passa na nossa frente, é preciso escolher o que é mais saudável, procurar saber a quantidade de calorias, evitar os industrializados. As novidades no tratamento da doença, além de enfatizar a grande importância do controle da glicemia para os doentes do coração, são as insulinas com ação prolongada, que não permitem grandes variações do açúcar, e a preocupação com a hipoglicemia. Também há novas medicações para tratamento por via oral, que ajudam a baixar o açúcar do sangue e não aumentam o peso. O interessante é que essas medicações, além de controlar a glicemia, retardam o esvaziamento do estômago, provocando menos fome.

Diabetes e doença cardiovascular

O diabetes acomete uma grande parcela da população adulta de nosso país. Uma campanha nacional, realizada pelo Ministério da Saúde, consistiu em verificar novos possíveis casos de diabetes pela glicemia capilar, popularmente conhecido por dextro. Foram considerados suspeitos os indivíduos que apresentaram, em jejum, valores iguais ou superiores a 100 mg/dl e aqueles com valores maiores que 140 mg/dl após alguma refeição. Os indivíduos que apresentaram níveis alterados também tiveram sua pressão arterial aferida, considerando que a coexistência dessas duas situações aumenta o risco de complicações cardiovasculares. Até então, em todo o mundo, não havia registro de nenhuma experiência do porte desta campanha de detecção de casos suspeitos de diabetes, utilizando-se o sistema público de saúde. O objetivo foi também o de informar sobre essas doenças crônicas, alertando para esses fatores de risco modificáveis.

Foram realizadas 20,7 milhões de glicemias capilares, (71% da meta), identificando-se 2,9 milhões de suspeitos de serem portadores de Diabetes (14,66% do total da população testada). Os resultados dessa campanha de rastreamento dão uma ideia da gravidade do problema no Brasil. Estamos falando de cerca de 14% da população adulta sob o risco de ter diabetes. A evolução desta doença, com aumento do risco das doenças cardiovasculares, demanda uma avaliação criteriosa de outros fatores de risco nessa população. Sabe-se que os diabéticos têm o mesmo risco de morte em 7 anos que os indivíduos de prevenção secundária, ou seja, aqueles que já tiveram um infarto. O colesterol elevado é um dos principais fatores de risco que também costuma acometer os diabéticos e nós sabemos que ele facilita a aterosclerose (deposição de gordura nas artérias) (Fig. 2.3).

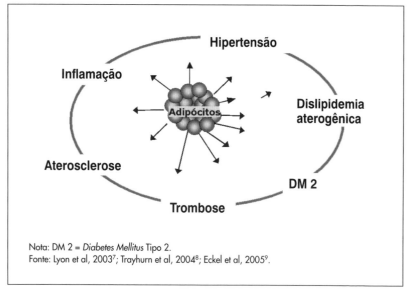

Nota: DM 2 = *Diabetes Mellitus* Tipo 2.
Fonte: Lyon et al, 2003[7]; Trayhurn et al, 2004[8]; Eckel et al, 2005[9].

Fig. 2.3 – Efeitos cardiometabólicos adversos das substâncias bioativas dos adipócitos.

Placas moles x placas duras

Hoje sabemos que a maioria dos casos de infarto ocorre em indivíduos que apresentam obstruções apenas moderadas e inferiores a 50% de estenose da luz do vaso coronariano. Essa obstrução ocorre devido à presença de uma placa pequena, porém altamente instável, com grande conteúdo de colesterol em seu interior, protegido por uma capa muito fina e instável. Esta capa pode se romper a qualquer aumento de pressão arterial decorrente de uma atividade física desproporcionada ou um grande momento de estresse (Lyon, Law, Hsueh, 2003[7]; Trayhurn, Wood, 2004[8]; Eckel, Grundy, Zimmet, 2005[9]).

Devido aos novos conhecimentos, sabemos hoje que a prevenção dos fatores de risco modificáveis e tratáveis é fundamental, podendo significar a diferença entre a vida e a morte, ou no mínimo a diferença entre uma vida com boa saúde e um infarto ou derrame (Libby, 1995)[10].

A pressão alta, o colesterol elevado, o diabetes devem ser investigados e o tabagismo combatido, especialmente em pacientes que tenham algum histórico de doenças cardiovasculares na família.

ESTRESSE

Estresse exagerado e fatores de risco!

O estresse é um dos grandes males da vida moderna. Hoje, em quase todas as áreas de trabalho, vivemos sob uma constante pressão de sobrecarga, com cobrança de resultados, custos, previsões, etc. Esta situação não chega a ser privilégio dos executivos, o estresse é sentido também por donas de casa, que vivem acuadas, entre outras coisas, pelo medo da crescente violência urbana.

O estresse a longo prazo em nosso organismo opera sérios danos à saúde cardiovascular e sobretudo para o coração. Pressão alta é uma das primeiras consequências. A obesidade, decorrente de alguma compulsão de sobrealimentação, também é bastante comum. Alterações hormonais concorrem para enfrentarmos o estresse, mais adrenalina é produzida, provocando taquicardia (que é a alteração da frequência dos batimentos cardíacos, que se tornam muito rápidos) e alterações metabólicas importantes a longo prazo. Estas condições, associadas ao sedentarismo, fazem com que haja maior predisposição ao colesterol elevado. Tudo isto somado aumenta substancialmente o risco potencial das doenças cardiovasculares.

O combate ao estresse é uma medida preventiva muito importante, junto com o combate ao tabagismo, controles do colesterol, da pressão alta e do diabetes.

O extraordinário desenvolvimento do córtex humano (a camada que recobre o cérebro) resultou num grande aumento das funções intelectuais, da atividade do pensamento verbal e das percepções sensoriais. As porções mais antigas do cérebro, por sua vez, são responsáveis pela ação das emoções sobre todo o funcionamento da camada que recobre o cérebro, pelo sentir dos órgãos (e por conferir colorido emocional às funções intelectuais). Dessa forma, o nosso psiquismo (o comportamento psicológico) depende das relações entre o pensar e o sentir, capazes de manter o equilíbrio psicossomático (ou seja, entre o funcionamento mente-corpo) (Figs. 2.4 e 2.5).

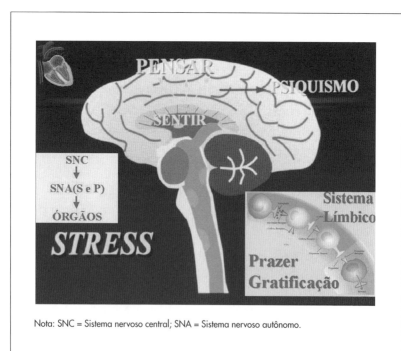

Nota: SNC = Sistema nervoso central; SNA = Sistema nervoso autônomo.

Fig. 2.4 – Relações entre o pensar e o sentir.

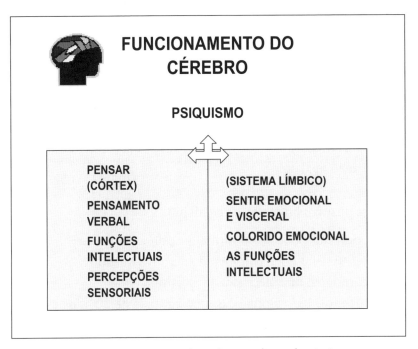

Fig. 2.5 – Funcionamento do cérebro e mediação do psiquismo.

A teoria desenvolvida por Hans Selye em 1936[11] definiu o "estresse" como uma síndrome geral de adaptação, para que o organismo possa reagir prontamente a situações de emergência e perigo. Ele observou que o aumento da glândula suprarrenal, devido à produção de adrenalina, desencadearia um estado de prontidão para enfrentar possíveis agressões e hemorragia, com repercussões orgânicas típicas. As etapas adaptativas dessa síndrome seriam: 1) alarme; 2) contrachoque; 3) esgotamento; 4) resistência.

Na vida aculturada moderna, o ser humano sofre com maior frequência "estresse" de natureza psíquica, afetiva, familiar, social e profissional, que leva o cérebro a reagir como há milhões de anos. O preparo padronizado do organismo para situações de defesa e de adaptação medeia respostas fisiológicas, como o aumento da pressão arterial, dos hormônios e da frequência cardíaca. O comportamento mais primordial de luta e fuga, observado nos animais diante de agressões, raramente se apresenta. Culturalmente reprimidas, as atuações físicas e a raiva são dominadas e suprimidas, e o preparo fisiológico do organismo para a reação não encontra mecanismos diretos de resolução dos impasses. Sem essas vias diretas de descarga, tais mudanças vão atuar sobre o próprio organismo, que passa a se comportar como se fosse um automóvel sendo acelerado com o freio de mão puxado.

Estresse positivo ou estresse negativo?

O "estresse" pode ser positivo quando a reação orgânica tem um objetivo definido. É considerado negativo quando aceleramos o nosso corpo sem uma necessidade objetiva!

As doenças psicossomáticas, que há mais de 30 anos estavam sediadas no aparelho digestivo, têm nos últimos vinte anos atingido, como órgão de choque preferencial, o coração, centro do tônus afetivo e receptor natural das situações estressantes, atingido diretamente pela ansiedade exagerada (traduzida compulsivamente em excesso de cigarro, bebidas, comidas etc).

A depressão também tem sido identificada como um fator de risco muito importante antes de um infarto, nos casos de reinfarto e no pós-operatório das cirurgias cardíacas. O "estresse mental" passou a ser tão importante como o físico. A ansiedade e a raiva são tão perigosas como a vida sedentária, colesterol alto e a genética familiar ruim. As situações estressantes equivalem a um teste de esforço físico, pois aumentam a adrenalina, podendo levar a espasmos coronarianos.

Nas últimas décadas observamos que várias situações contribuíram para os problemas cardíacos e dos cardiologistas. Os problemas socioeconômicos aumentaram e houve um maior número de pesquisas sobre o "estresse" e o coração. Este tem sido o maior alvo das respostas psicológicas, centro do afeto. A última década foi considerada a do cérebro, pois muitas pesquisas trouxeram novidades sobre o funcionamento cerebral.

A chamada síndrome do pânico é uma das doenças que atingem os pacientes das grandes cidades, bem como os próprios profissionais estressados.

QUALIDADE DE VIDA

Os programas de qualidade de vida são considerados, na atualidade, um dos melhores caminhos para a prevenção das doenças de um modo geral. Esses programas englobam vários tópicos, que devem ser considerados ou reavaliados em nossas vidas, desde os hábitos e vícios, relacionamento profissional, conjugal e atividades de lazer.

As orientações consideradas mais importantes estariam englobadas nos seguintes tópicos: *avaliação clínica e laboratorial, antecedentes hereditários, conduta alimentar, hábitos e vícios, "estresse" e atividade física e lazer* (Pastore, 1998)[12]. Vamos comentar cada um desses referidos itens:

Avaliações clínicas e laboratoriais

A observação médica tem demonstrado que, a partir dos 35 anos, os indivíduos, mesmo considerados saudáveis, devem iniciar avaliações clínicas periódicas nas quais são investigados os diversos sistemas orgânicos (cardiocirculatório, gastrointestinal, pulmonar e urinário, principalmente), do ponto de vista clínico e laboratorial. Não resta dúvida de que os indivíduos portadores de doenças crônicas, ou que as desenvolveram mais jovens, devem ser avaliados precocemente.

As avaliações laboratoriais são importantes para conhecermos as taxas de açúcar, colesterol, triglicérides e ácido úrico, as quais estão muito ligadas aos hábitos alimentares e às heranças familiares. Outros testes laboratoriais são realizados com a finalidade de avaliarmos a função do fígado, rins, das próprias células do sangue e até de algumas glândulas. Esses exames devem ser realizados anualmente, e a eles devem ser acrescentados novos exames, conforme a idade vai aumentando, como, por exemplo, a avaliação da próstata no homem de mais de 50 anos, e as avaliações hormonais na mulher, na entrada do climatério (menopausa).

Antecedentes hereditários

Devemos lembrar que uma das mais importantes constatações da pesquisa americana é a necessidade de se avaliar as doenças presentes na nossa árvore genealógica, isto é, as doenças consideradas hereditárias, as quais apareceram nas diversas gerações da nossa família. Acreditamos ser muito importante o conhecimento dessas referências, pois se existir uma predisposição genética (hereditária), nós podemos apresentar as doenças dos nossos pais ou avós, como o diabetes, hipertensão arterial, ácido úrico alto, enxaqueca e asma, além de outras.

Conduta alimentar

Um dos pontos que consideramos de maior relevância é a conduta alimentar, pois reflete em vários aspectos de nosso dia a dia, da nossa cultura, de nossos hábitos e de aspectos emocionais.

Nos capítulos a seguir serão apresentadas informações de como deve ser uma alimentação saudável, como o indivíduo deve se alimentar na presença de doenças, tais como a hipertensão arterial, as dislipidemias, o diabete melito e a obesidade.

Hábitos e vícios

Tabagismo

Não devemos deixar de comentar sobre o hábito de fumar, que vem sendo questionado mundialmente. As pesquisas são marcantes, pois trazem números assustadores, como os que afirmam que 50% dos fumantes vão perder a vida por causa do vício, que metade dessas perdas será de indivíduos de meia idade, na fase mais produtiva da vida, e que há uma redução de 20% a 25% da expectativa de vida dessa população (dados da Organização Mundial de Saúde). O apelo ambiental é também muito forte, pois para se conseguir secar 1 quilo de tabaco precisamos de 100 quilos de madeira, o que demonstra a devastação das florestas em prol do cigarro.

De acordo com o Instituto Nacional do Câncer (INCA), do Ministério da Saúde, trata-se do causador da morte de 200 mil brasileiros ao ano. No mundo, esse número chega a quase 5 milhões anuais (mais de 10 mil diariamente).

Quem fuma tem dez vezes mais chances de desenvolver câncer de pulmão, além de possibilidades cinco vezes maiores de sofrer infarto. Consumir derivados do tabaco significa colocar no organismo mais de 4.700 substâncias tóxicas, que incluem nicotina, monóxido de carbono e alcatrão (formado por cerca de 50 elementos pré-cancerígenos, como agrotóxicos e, até mesmo, substâncias radioativas). As vantagens para quem para de fumar são bastante compensadoras. Apenas oito horas após o último cigarro, o nível de oxigênio se normaliza; dois dias depois, o olfato e o paladar já funcionam melhor e, de cinco a dez anos após o término do vício, o risco de infarto volta a ser o mesmo daqueles que nunca fumaram.

O impacto individual, que tem sido estudado desde 1920, é enorme. O tabagismo causa diversas doenças crônicas que incapacitam o fumante, além de estar relacionado com mortalidade precoce. A queima do tabaco e seus produtos é um dos maiores poluentes domiciliares e, portanto, de impacto direto para todos os membros da família.

Colesterol x cigarro x câncer – associações muito agressivas

Uma pesquisa, recentemente publicada no Jornal da Associação Médica Americana, revelou que o índice de mortalidade por câncer de pulmão entre os homens vem caindo nos últimos anos, porém entre as mulheres ocorre o contrário. Desde a década de 1980, a morte por câncer de pulmão vem aumentando progressivamente.

No Brasil, de acordo com o INCA, vem acontecendo o mesmo fenômeno. Nos últimos 20 anos, houve aumento de 134% da incidência de câncer de pulmão, contra 57% entre os homens. A explicação para este fato se deve ao aumento do tabagismo entre as mulheres.

Este é um dado preocupante para as autoridades de saúde, pois, também de acordo com o INCA, cerca de 33% dos brasileiros adultos hoje são fumantes.

Além do elevado risco de câncer, o fumante apresenta também um grande risco de ter problemas de coração e derrame como consequência da aterosclerose, doença das artérias que tem vários fatores modificáveis e tratáveis à semelhança do tabagismo, como o colesterol elevado, a pressão alta, o diabetes, além da obesidade, do sedentarismo e do estresse, males da vida moderna.

O combate ao tabagismo é fundamental para a prevenção do câncer, bem como para a prevenção dos problemas cardiovasculares, como infarto e derrame, e dos problemas pulmonares e respiratórios, como o enfisema e a doença pulmonar obstrutiva crônica. O cigarro facilita a deposição de gorduras nas artérias, piorando a aterosclerose.

Para os fumantes, a atenção para estes outros possíveis fatores de risco modificáveis é fundamental, em especial o colesterol elevado, pois o somatório do tabagismo com colesterol elevado é fatal.

Alcoolismo

As estatísticas são alarmantes, pois:
- 15% da população dos Estados Unidos da América (EUA) são alcoólatras.
- 90% da população mundial ingere álcool.
- 10% homens e 5% mulheres se tornam alcoólatras.
- Estima-se prejuízo anual de 130 bilhões nos EUA e 20 bilhões de dólares no Brasil.

A ação do álcool nos nossos vasos é de vasodilatação (ou seja, aumenta o diâmetro dos vasos), podendo diminuir a pressão arterial, porém em pequenas quantidades. O excesso de álcool, ao contrário, pode desencadear uma ação do sistema nervoso simpático, aumentando a frequência cardíaca, a pressão arterial, além de não trazer qualquer sensação de prazer. Os pesquisadores da Universidade de Toronto, no Canadá, estudaram os efeitos agudos do álcool em voluntários que não estavam habituados a tomar bebidas alcoólicas em grandes quantidades. Esses pacientes foram monitorados durante o estudo através da pressão arterial, batimentos cardíacos, entre outras respostas hemodinâmicas. Os efeitos benéficos de pequenas quantidades de bebidas alcoólicas a longo prazo já têm sido descritos e documentados e, se não houver exageros, podemos ter mais benefícios do que efeitos colaterais. A discussão desse estudo vai mais além, mostrando os efeitos agudos das grandes quantidades de álcool, que trariam não somente a vasodilatação conhecida e até considerada relaxante, mas sim uma resposta estressante, liberando adrenalina e provocando aumento da pressão arterial e taquicardia. A importância desta discussão está no risco dos abusos do álcool para o coração, pois estas situações podem favorecer o desencadear do infarto do miocárdio ou do acidente vascular cerebral – derrame.

Estresse

Um assunto já comentado que não poderíamos deixar de abordar, considerado o vilão dos tempos modernos, é o "estresse". Quem até hoje não passou por situações de ansiedade, tensão emocional, que acarretaram problemas físicos como cansaço, irritabilidade, palpitações, desmotivação, insônia, falta de apetite, entre outras. O "estresse" não é considerado apenas uma condição difícil que nos agride, mas sim uma resposta corporal a situações que exigem de nós um esforço maior para enfrentá-las. Pode ter seu lado bom, pois nos estimula a conseguir suportar desafios, porém tem um aspecto ruim, quando aquela resposta do organismo é estimulada exageradamente, diariamente, para situações que nem sempre são importantes. Dessa forma, iniciamos um processo de gasto de energia exagerado, que não tem qualquer sentido ou orientação. Como já citamos, podemos comparar com a situação de acelerarmos um automóvel com o freio de mão puxado. Esse sistema preparado para nos proteger começa a nos agredir, pois a pressão arterial, que só subia nos momentos agudos, passa a ficar alta constantemente; as taxas de açúcar, gorduras etc., que só subiam em situações de emergência, também passam a ficar permanentemente altas. Assim, começamos a entender por que, quando estamos emocionalmente instáveis, fica quase impossível fazer dieta, diminuir o cigarro, ou tentar qualquer tipo de atividade física ou mudança de hábito.

Qualidade de vida também é estabilidade emocional, pois a partir desta condição favorável fica mais fácil conseguir vencer os desafios descritos, como a dieta, as mudanças de hábitos e o início de uma atividade física cotidiana.

Depressão

A depressão deverá ser uma das principais doenças a atingir a população nos próximos 20 anos, além é claro das doenças do coração. Existe uma relação importante da depressão com o infarto do miocárdio, sendo que quase a metade dos infartados apresenta sinais de ansiedade, isolamento, estresse e dificuldades emocionais. A depressão, pós-infarto do miocárdio ou pós-cirurgia do coração, pode tornar 4 vezes maior o risco de morte. O indivíduo deprimido perde o sentido pela vida e os sintomas de angústia, ansiedade, fadiga, irritabilidade podem facilitar o hábito de fumar, o alcoolismo, vida sedentária, piorando a doença cardiovascular. A experiência clínica mostra o quanto é difícil conseguir que o paciente deprimido mude seus hábitos, inicie uma atividade física ou mesmo tome a sua medicação corretamente. O diagnóstico do quadro depressivo deve ser lembrado pelo clínico e rapidamente tratado para evitar os riscos cardiovasculares. O auxílio dos profissionais da área Psi (psiquiatra e psicólogos) é fundamental, tanto para orientação medicamentosa como para o tratamento psicoterápico, que tem um grande valor no momento da crise e também no suporte do quadro depressivo. As medicações são muito eficientes, com poucos efeitos colaterais e colaborando na manutenção das atividades diárias e no convívio social dos pacientes. A atividade física pode ser uma opção muito boa para a manutenção da autoestima e do bem-estar geral.

Acredita-se que hoje 20% da população mundial sofre de depressão ou ansiedade, sintomas estes que podem estar relacionados ao estresse. Este último aumenta a fabricação do cortisol (a chamada cortisona) e a adrenalina pelo próprio organismo (hormônios do estresse). Estes hormônios atuam no cérebro onde está a memória, a exteriorização de comportamentos e as reações de adaptação. A adrenalina traz sintomas cardíacos, tipo palpitação, taquicardias e pressão alta. Nas situações em que o indivíduo estressado tem o cérebro estimulado por altas doses de cortisol, ele perde a capacidade adaptativa e fica extremamente ansioso.

Se o estresse é prolongado, pode produzir insônia, irritabilidade, diminuição do apetite sexual e alterações do apetite. Desta forma, o indivíduo fica pessimista, com dificuldades de encarar a vida, e a depressão se instala. O desequilíbrio dos hormônios cerebrais, por causa do cortisol e da adrenalina, altera a serotonina, fazendo com que os neurônios não sejam estimulados, mantendo a depressão e a apatia.

O importante é que, mesmo que a causa termine, a depressão não desaparece rapidamente, persistindo por muito tempo; por isso é necessário tratamento com psicoterapia e medicação com antidepressivos, para que a depressão não se torne crônica.

Dada a extrema importância desse assunto, há capítulo específico, escrito por psicólogo, com teste de autoavaliação ao estresse.

Atividade física e lazer

Quem tem tempo para os exercícios
não tem tempo para ficar doente!
Dr. Kenneth Cooper

As últimas publicações científicas mostram uma constatação fundamental: a atividade de trabalho tem de estar permeada por atividade de lazer e física, para que o desempenho profissional seja o melhor possível. O trabalho nos exige intelectualmente e essa dedicação exagerada não permite tempo para outras atividades normais, fazendo com que tenhamos uma vida sedentária. Esta vem acompanhada, em geral, de hábitos e vícios ruins, como o cigarro, as refeições inadequadas e rápidas, a obesidade e principalmente a falta de atividade física e lazer. Fica evidente que, com toda essa carga de "estresse" no trânsito, nas relações profissionais e familiares, é fundamental se criar um momento no fim de semana para o lazer, e manter a atividade física quase que cotidiana.

No mundo globalizado temos um bilhão de pessoas obesas, talvez porque ainda algumas culturas relacionem obesidade ao sucesso pessoal. Cerca de 500 mil pessoas morrem anualmente no mundo por causa do fumo e quando comparadas às repercussões da pressão alta, diabetes, colesterol alto e obesidade, observamos que estas já estão alcançando as mortes pelo tabagismo. A alternativa para se evitar os principais problemas cardiovasculares, principalmente o infarto e o derrame, que atingem a nossa qualidade de vida, está nos exercícios físicos regulares e uma dieta saudável. Realizar atividades esportivas cotidianas diminui o peso corporal, melhora as articulações, baixa a pressão arterial e as taxas de açúcar e o colesterol no sangue, fazendo-nos sentir bem, melhorando a autoestima. As pessoas devem realizar exercícios aeróbicos e também musculação, principalmente acima dos 50 anos, onde quase 50% deve ser trabalho muscular. O ideal é realizar 30 minutos de corrida, 3 a 4 vezes por semana, percorrendo 3 a 4 quilômetros, pois isso reduz em quase 60% o risco de câncer, derrame e ataques cardíacos, aumentando sua expectativa de vida em até 6 anos. A pessoa que não puder fazer a corrida deverá verificar qual o outro tipo de exercício que poderá realizar. Desta forma, procure se mexer urgentemente, pois como diz o professor Kenneth Cooper (inventor do teste de Cooper), "quem não arrumar tempo para fazer exercício, vai ter que arrumar tempo para ficar doente".

Não podemos confundir a atividade física com o lazer, pois imaginamos que, ao fazer determinado esporte uma vez por semana, isso seja o suficiente para resolver o nosso problema corporal e de distração. Não há dúvida de que essas atividades são boas para diversão, mas não trazem benefício completo corporal e mental; precisamos manter exercícios físicos regulares (no mínimo 4 vezes por semana) e o lazer nos finais de semana é imprescindível. A nossa mente precisa, para aliviar as tensões, afastar-se das atividades diárias, da rotina da cidade, da paisagem urbana e junto com a família realizar atividades de lazer, para que possamos recarregar as energias e manter a integração mente-corpo, essência de uma vida saudável.

Este tema é objeto de capítulo específico, escrito por professores de educação física, com recomendações úteis para a prática salutar e regular da atividade física.

Aumento do risco de doenças cardiovasculares nas mulheres

Nos últimos 25 anos o perfil da mulher mudou muito com relação ao trabalho, acrescentado à rotina de cuidados com a casa e com os filhos, aumentando a carga diária trabalhada. Diante do cenário já usual do mercado de trabalho, a competição é fator predominante e gera ansiedade. A maioria das pessoas busca em outras atitudes a amenização dessa sensação que incomoda, frequentemente comendo mais, bebendo, fumando ou trabalhando durante longos períodos sem descanso.

Sempre se deu muita ênfase à procura de cuidados para manter uma boa saúde para os homens, por terem sido os maiores representantes do trabalho árduo fora de casa. Mas isso está mudando bastante. Desde o momento em que as mulheres passaram a levar uma vida acrescida das preocupações, tensões e responsabilidades antes típicas dos homens, os especialistas têm dado mais atenção à análise de fatores de risco que acometem o sexo feminino.

Com a mudança de comportamento gritante das mulheres, que agora vivem diante de um cenário competitivo de mercado de trabalho igual ao dos homens – e estão expostas aos mesmos riscos – foi preciso separar a saúde feminina em duas fases, para melhor avaliá-las: a pré e a pós-menopausa.

Antes da menopausa, as mulheres estão menos suscetíveis às doenças cardiovasculares por ainda contarem com a proteção dos hormônios, os estrógenos. Mas, embora estejam naturalmente protegidas nesta fase da vida, caso se descuidem de fatores de risco como obesidade, hipertensão e tabagismo, a incidência de doenças cardiovasculares pode aumentar significativamente. Um estudo epidemiológico de 2006 mostrou que o derrame (acidente vascular cerebral) foi a maior causa de morte entre as mulheres de 15 a 50 anos. A mulher fica muito preocupada com o câncer e esquece as doenças cardiovasculares.

O período pós-menopausa apresenta um aumento enorme de risco em relação às doenças, uma vez que, além dos fatores naturais oriundos do envelhecimento, a mulher não conta mais com a proteção natural dos seus hormônios e fica consideravelmente mais sensível e desprotegida, vulnerável às doenças cardiovasculares e outras, como diabetes e depressão. A pós-menopausa já é um momento naturalmente mais desfavorável na vida de uma mulher quando o aspecto abordado é a saúde. Se a mulher ainda chegar a essa idade obesa, hipertensa e fumante, em dez anos, empata com o homem em relação à predisposição a doenças cardiovasculares.

Portanto, a mudança de comportamento, composta por aspectos como a entrada definitiva da mulher no mercado de trabalho, a posição ocupada na sociedade atualmente, as responsabilidades e estabilidade, não vem apenas acompanhada de respeito e sentimento de conquista. Tudo isso acarreta também uma maior necessidade de cuidado com a saúde, fragilizada por diversos fatores do cotidiano agitado que levamos. O importante é as mulheres estarem atentas à sua saúde para poderem contar com o respaldo de especialistas e não deixarem que vantagens do mundo moderno debilitem sua saúde.

REFERÊNCIAS BIBLIOGRÁFICAS

1. Yusuf S, Hawken S, Ounpuu S, Dans T, Avezum A, Lanas F et al. INTERHEART Study Investigators. Effect of potentially modifiable risk factors associated with myocardial infarction in 52 countries (the INTERHEART study): case-control study. Lancet 2004; 364(9438):937-52.

2. Martin MJ, Hulley SB, Browner WS, Kuller LH, Wentworth D. Serum cholesterol, blood pressure, and mortality: implications from a cohort of 361,662 men. Lancet 1986; 2(8513):933-6.

3. Stamler J, Wentworth D, Neaton JD. Is relationship between serum cholesterol and risk of premature death from coronary heart disease continuous and graded? Findings in 356,222 primary screenees of the Multiple Risk Factor Intervention Trial (MRFIT). JAMA 1986; 256(20):2823-8.

4. Forti N, Giannini SD, Diament J. HDL – Colesterol e aterosclerose. Arq Bras Cardiol 1980; 34(6):485-91.

5. Quintão ECR. Importância das Apo-lipoproteínas nas dislipidemias. Arq Bras Cardiol 1988; 50(2):129-34.

6. Brandão AP, Brandão AA, Berenson GS, Fuster V. Síndrome metabólica em crianças e adolescentes. Arq Bras Cardiol 2005; 85(2):79-81.

7. Lyon CJ, Law RE, Hsueh WA. Minireview: adiposity, inflammation, and atherogenesis. Endocrinology 2003; 144(6):2195-200.

8. Trayhurn P, Wood IS. Adipokines: inflammation and the pleiotropic role of white adipose tissue. Br J Nutr 2004; 92(3):347-55.

9. Eckel RH, Grundy SM, Zimmet PZ. The metabolic syndrome. Lancet 2005; 365(9468):1415-28.

10. Libby P. Molecular bases of the acute coronary syndromes. Circulation 1995; 91(11):2844-50.

11. Selye H. A syndrome produced by diverse nocuous agents. Nature 1936; 138:32.

12. Pastore CA. Saúde – Dicas, Curiosidades, Esclarecimentos. São Paulo: Editora FTD; 1998.

3. Corações e Mentes: Uma Relação tão Delicada. Compreendendo e Lidando com os Aspectos Psicológicos das Doenças Cardíacas

Glória Heloise Perez

O CORAÇÃO É UM ÓRGÃO QUE EXPRESSA A INTEGRAÇÃO CORPO-MENTE

"Coração apertado", "coração disparado", "coração na boca" são algumas das descrições que as pessoas fazem na vivência de desconfortos de ordem psíquica tais como angústia, ansiedade, tristeza, alegria, medo. Embora estejamos acostumados a pensar nas emoções como algo que diz respeito à nossa mente, percebemos que algo acontece em nosso corpo quando as experimentamos. Isso prova que existe uma relação entre corpo e mente, que um interfere no funcionamento do outro. O coração, em particular, é um órgão de repercussão fisiológica das emoções, ou seja, ele sofre alterações no seu funcionamento na vivência das mesmas. Esta característica pode explicar o fato de, simbolicamente, ele ser considerado o centro das emoções. Na ansiedade, por exemplo, que é a expectativa de algo ameaçador, temos as seguintes alterações das funções orgânicas (Jeammet, 1982)[1]:

- Aceleração (ou raramente diminuição do ritmo cardíaco).
- Modificação da vasomotricidade cutânea trazendo palidez ou rubor.
- Dispneia (dificuldade na respiração) ou taquipneia (respiração acelerada).

- Intestino "preso" ou "solto".
- Transpiração, mais salivação ou "boca seca".
- Tremores.
- Modificações metabólicas (por exemplo: glicemia, nível de colesterol).

O resultado de uma pesquisa, em que se perguntava o que as pessoas sentiam no corpo quando estavam angustiadas, aponta mais frequentemente os sintomas: compressão torácica ("coração apertado"), respiração curta, palpitações cardíacas, dores no peito (Haynal,1983)[2]. Observe-se que estes são sintomas de doenças cardíacas.

Estudos sobre o impacto de emoções repentinas, intensas e negativas sobre o funcionamento do coração observam que as alterações cardíacas na vivência das emoções podem chegar até a provocar a doença cardíaca. Raiva e hostilidade estão associadas com o desenvolvimento da doença arterial coronária, pois geram alterações do sistema nervoso simpático que, por sua vez, pode desencadear espasmos das artérias coronárias, ruptura de placas ateroscleróticas e aumentar a agregação plaquetária. Estados intensos de raiva e frustração e, em menor grau a ansiedade e tristeza, podem desencadear infarto ou angina, sendo maior o risco nas duas primeiras horas após episódio de raiva (Wulsin e Barsky, 2008)[3].

Raiva e ansiedade são acompanhadas de aumento na resistência vascular e da pressão arterial. Algumas pesquisas epidemiológicas apontam níveis mais altos de raiva e raiva reprimida entre pacientes hipertensos do que na população em geral. Estudos que avaliaram hostilidade observaram que indivíduos hostis responderam a provocações, conflitos e desavenças com aumentos maiores na pressão arterial do que aqueles que não eram hostis. Algumas investigações observaram que hostilidade tem uma relação dose-dependente com o desenvolvimento da hipertensão (Wulsin e Barsky, 2008)[3].

Um outro dado que revela a interação corpo-mente no funcionamento do coração é que 10% a 14% das pessoas que buscam o cardiologista apresentam queixas que são derivadas de angústia ou ansiedade, mas não dizem respeito a um problema cardíaco. Wulsin e Barsky (2008)[3] relatam que queixa de palpitação é uma das mais comuns na prática médica, mas frequentemente não está associada a anormalidades da frequência ou do ritmo cardíaco. Em exames ambulatoriais de monitoramento de arritmias, que durante 24 horas se faz o registro eletrocardiográfico do funcionamento cardíaco juntamente com o relatório do paciente das suas atividades e sensações no mesmo período, é muito comum não haver correlação entre o relato de palpitação e a alteração do ritmo do coração. Por outro lado, também salientam os casos em que arritmias e outros eventos cardíacos agudos tais como embolia pulmonar, disfunção aguda de válvula cardíaca e isquemia miocárdica são experienciados e referidos pelo paciente como ansiedade aguda ou pânico, ao invés de um evento cardíaco.

A percepção do funcionamento e das alterações do corpo e da mente, e a possibilidade de identificar e nomear estes eventos estão diretamente relacionados a uma série complexa de fatores objetivos e subjetivos. Entre estes fatores podemos destacar o conhecimento objetivo que o sujeito tem sobre o funcionamento do corpo e da mente, da sua consciência corporal, do seu nível de autoconhecimento, dos sentimentos de identidade, do significado que atribui a uma determinada alteração fisiológica. Fatores como estes vão determinar a forma como o sujeito irá decodificar e nomear a sua experiência. Algumas pessoas têm dificuldade de identificar e discriminar suas vivências psíquicas e, dessa maneira, tendem a descrevê-las como uma experiência da ordem do corpo. Outras, pelo contrário, têm dificuldade de perceber os sinais corporais, que por conta disso podem passar despercebidos ou serem identificados como algo da ordem do psíquico. Fenômenos deste tipo determinam que emoções sejam confundidas com alterações cardíacas e vice-versa.

Estes dados nos fazem notar que existe uma completa integração entre corpo e mente. Lembrando que o "ser" é uma complexa inter-relação de fatores psicológicos, biológicos e socioculturais, entenderemos porque a doença cardiovascular está ligada para além dos fatores biológicos, ao nosso funcionamento psíquico, ao nosso comportamento e ao nosso estilo de vida. Os hábitos alimentares, estresse, ansiedade e depressão estão entre esses fatores.

A NOSSA MENTE E O NOSSO COMER: AS ORIGENS DA COMPULSÃO ALIMENTAR

Os hábitos alimentares têm grande impacto na saúde do coração. Maus hábitos alimentares podem trazer como consequência a elevação dos níveis de colesterol, de triglicérides e obesidade. A obesidade, por sua vez, pode gerar hipertensão e diabete tipo 2, que assim como os anteriores são fatores de risco para a doença arterial coronária.

Os maus hábitos alimentares podem se dever ao comer compulsivo presente na "compulsão alimentar", impedindo a mudança necessária para o controle do peso e dos níveis destes metabólitos no sangue. A compulsão alimentar periódica é definida pela Associação de Psiquiatria Americana (1995)[4] no DSM-IV por "ingestão, em um período limitado de tempo, de uma quantidade de alimento definitivamente maior do que a maioria das pessoas consumiria num período similar, sob circunstâncias similares, com sentimento de falta de controle sobre o consumo alimentar durante o episódio".

Estes episódios não estão associados a comportamentos compensatórios inadequados (uso de laxantes, indução de vômito...), mas são recorrentes (pelo menos 2 vezes por semana, durante 6 meses) e estão associados com indicadores subjetivos e comportamentais de prejuízo no controle da ingestão alimentar e sofrimento significativo relacionado aos ataques de hiperfagia (aumento exagerado do apetite para o consumo de alimentos), tais como:

- Comer grandes quantidades de alimento, muito rapidamente, mesmo sem fome.
- Comer sozinho em razão do embaraço pela quantidade de alimentos que consome.

- Comer escondido dos outros.
- Sentir repulsa, culpa ou depressão após a ingestão alimentar excessiva.
- A presença de sentimentos desagradáveis durante e após os episódios de excesso alimentar.
- Preocupação acerca do efeito a longo prazo dos episódios repetidos de compulsão alimentar sobre a forma e o peso corporais.

A compulsão alimentar diz respeito a uma relação desvirtuada com o alimento, em que ele preenche outras funções que não estão ligadas ao provimento de energia, das necessidades que são da ordem do corpo. Neste caso, a ingestão alimentar terá uma função importante no equilíbrio psíquico.

Existe uma estreita relação entre o comer e o funcionamento mental, que revela-se nos dois aspectos do comportamento alimentar: a fome e o apetite.

A fome é a expressão biológica da necessidade de regular o balanço energético. Obedece a uma necessidade fisiológica. O apetite está ligado ao psíquico, é regido pela necessidade de prazer. Não toma como referencial o suprimento de necessidades energéticas ou calóricas. Enquanto a fome busca o alimento, a energia, o apetite busca o prazer, a satisfação libidinosa.

Assim, a ingestão alimentar na espécie humana não está necessariamente vinculada à fome. É possível comer sem ter fome e beber sem ter sede. Este comportamento é peculiar do ser humano, que tem uma vida psíquica simbólica.

A obtenção de prazer, um dos motores do funcionamento psíquico e do comportamento humano, é algo muito complexo porque envolve a simbolização e o significado que a experiência tem para o indivíduo.

Diferente dos animais, o comportamento do homem é modulado não só por instintos, mas também pelo simbólico. Isso quer dizer que um comportamento como o comer não se dá de forma padronizada para todos os homens, como nos animais. Como todos os comportamentos, o comer é atravessado pelo processo de simbolização, consequentemente terá um significado e uma função na economia psíquica diferentes para cada um, constituindo-se num comportamento com peculiaridades singulares.

Portanto, para o compulsivo alimentar, que necessita de satisfação imediata, o comer é uma fonte principal de prazer, para o anoréxico é fonte de angústia e para outros o comer cumpre saudavelmente sua função de manutenção do balanço energético, havendo equilíbrio entre seus aspectos biológicos e psicológicos.

Na compulsão alimentar a ingestão alimentar é buscada não para alívio da fome, mas para alívio de tensão psíquica. Isso ocorre porque a tensão psíquica é uma experiência de desconforto, desagradável, ao passo que o comer é uma experiência prazerosa, agradável. Assim, come-se buscando prazer e para escapar da experiência desagradável, sendo este o único recurso para tal fim. Esta maneira de lidar com as situações de tensão psíquica instala-se na compulsão alimentar por uma falta de recursos psicológicos determinada por falhas no desenvolvimento psíquico. O compulsivo alimentar tem um funcionamento parecido com o do bebê que ainda não tem os recursos psíquicos suficientemente desenvolvidos. O bebê quando sente um desconforto, não sabe decodificá-lo, não consegue discriminar se é fome, frio ou sede. Sem poder compreender essa vivência, não tem a possibilidade de saber como e quando poderá escapar dela, o que a torna ainda mais desagradável por isso chora e fica querendo ser aliviado rapidamente, pois não tem recursos psíquicos que lhe permitam compreender a situação e suportar esperar a solução. O compulsivo alimentar busca o alimento da mesma forma que o bebê recorre à mãe, para aliviá-lo de seu desconforto. E, sem poder discriminar seus sentimentos, confunde emoções com sensação de fome. A compulsão alimentar frequentemente associa-se à obesidade, pois gera uma ingestão alimentar extra, e como está respondendo a uma demanda que é psíquica e não biológica serão escolhidos alimentos mais saborosos, geralmente doces e/ou gordurosos, consequentemente mais calóricos.

Assim, entende-se a intolerância à frustração, peculiar ao compulsivo alimentar, pois as falhas no seu desenvolvimento determinam recursos psicológicos limitados para suportar e encontrar alívio das tensões, determinando que esperar a satisfação seja algo insuportável e desorganizador. A necessidade de satisfação imediata é o que move à compulsão alimentar.

Considerando as características de funcionamento psíquico do compulsivo alimentar, é possível compreender a que se deve suas dificuldades de sucesso nos tratamentos para emagrecimento. A ingestão alimentar, recomendada na dieta de emagrecimento, demanda o controle da alimentação, implicando, portanto, na obediência de limites, de restrições o que muitas vezes gera frustração da vontade de ingerir um determinado tipo ou quantidade de alimento. Em contrapartida, este custoso controle da alimentação não leva ao emagrecimento imediato. Por isso, o tratamento da obesidade exige auto-controle, encarar limites e adiamento da satisfação, mas estas constituem-se nas maiores dificuldades do compulsivo alimentar (Fig. 3.1).

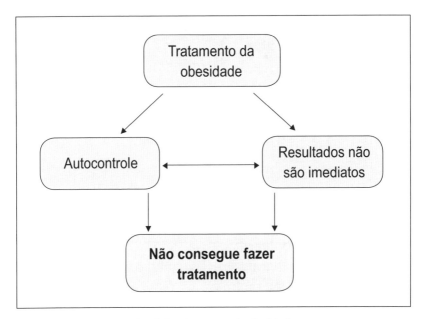

Fig. 3.1 – Tratamento da obesidade.

Cabe salientar também que esta estrutura de funcionamento psíquico deixa o indivíduo mais vulnerável ao estresse e à depressão, pois em razão da falta de flexibilidade psicológica e de recursos para a elaboração psíquica, haverá maior predisposição para experienciar uma situação como estressante e menos preparada para lidar com perdas, que inevitavelmente ocorrem ao longo da vida.

Assim, o compulsivo alimentar fica preso num círculo vicioso, em que escapa da frustração e da tensão, comendo. No entanto, essa ingestão alimentar também gera tensão como o medo de ficar doente, culpa e arrependimento que, por sua vez, será contornada com mais comilança (Fig. 3.2).

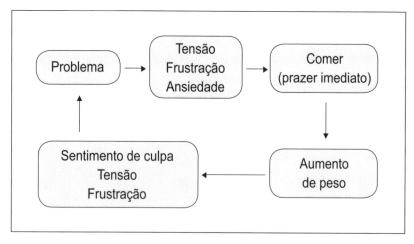

Fig. 3.2 – Compulsão alimentar.

Um outro aspecto que vale a pena salientar é que esta relação conturbada com o alimento pode trazer o comprometimento da percepção da ingestão alimentar. Trata-se do mecanismo de negação, um mecanismo inconsciente de defesa contra a angústia despertada pela incapacidade de seu controle.

Fica claro que estamos aqui diante de um fenômeno que nada tem a ver com falta de força de vontade, sem-vergonhice, etc... Trata-se de um transtorno psíquico e como tal deve ser tratado. Para haver a possibilidade de sair do círculo vicioso da compulsão alimentar é preciso desenvolver recursos psicológicos que permitam uma relação mais adaptativa com a realidade interna e externa, o que pode ser obtido num processo psicoterapêutico. Portanto, o que livrará o sujeito deste círculo vicioso em que se encontra é a mudança no seu mundo interno, e não o profissional renomado, a dieta da moda ou medicamento de última geração. É preciso buscar desenvolver-se.

ESTRESSE E DEPRESSÃO: RECONHECENDO E APRENDENDO A CONTROLAR

Estresse e depressão também comportam-se como fatores de risco para o desenvolvimento e para a progressão da doença cardiovascular. Estes estados psíquicos provocam uma série de alterações do sistema nervoso autônomo e neuroendócrino que, por sua vez, repercutem no funcionamento cardiovascular podendo trazer o desenvolvimento da doença.

Além das alterações fisiológicas, as alterações de comportamento geradas por estes transtornos psíquicos influenciam no aparecimento da doença. A ansiedade, a tensão, o desânimo, a apatia, a intolerância à frustração e a falta de flexibilidade psíquica, peculiares ao humor deprimido, criam condições desfavoráveis, levando à falta de motivação para a sustentação de um estilo de vida saudável, dos cuidados com a saúde e para a adesão ao tratamento quando a doença está instalada.

Depressão e estresse são dois distúrbios tão presentes na atualidade que temos a impressão de que as condições da vida moderna são desencadeadoras deles. Parece-nos que não é bem assim. Será que o homem primitivo que precisasse enfrentar um leão para sair de sua caverna não teria o desencadeamento de uma reação de estresse também muito intensa? Até mais intensa do que um executivo que enfrenta duas horas de trânsito pesado para chegar à sua casa instalado em seu carro, ouvindo as notícias no rádio? Assim, podemos entender que o estresse sempre existiu. Estresse é a resposta do organismo a determinados fatores que são experienciados como circunstâncias inesperadas ou ameaçadoras. Para adaptar-se a este tipo de situação, o corpo desencadeia uma série de reações orgânicas e psíquicas que deixam o indivíduo em estado de alerta e em condições de reagir e se adaptar. Portanto, é uma reação normal e necessária ao ser humano. Porém, se o fator estressor é repetitivo ou se mantém por períodos prolongados, as reações desencadeadas sucessivamente podem prejudicar o organismo e gerar doenças físicas (hipertensão arterial, doenças gástricas, distúrbios dermatológicos, doenças cardíacas...) e ou mentais (depressão, ansiedade permanente, compulsão alimentar, abuso de álcool e tabaco...). Observamos então que os fatores estressores mudaram muito. Uma grande diferença é que hoje as fontes de estresse são menos concretas exigindo mais adaptações psíquicas do que físicas, antes a via de descarga era muito mais motora. Era necessário correr, pular, lutar... A questão é que, apesar das fontes de estresse serem atualmente diferentes, as reações corporais são as mesmas. Levar bronca do chefe, que faz ter medo de perder o emprego, também gera aumento da pressão arterial, no entanto, não vai haver uma luta corporal para resolver o problema (descarga da tensão dá-se no nível motor), mas ficar imóvel diante dele tentando discutir a questão (descarga da tensão dá-se no nível psíquico). As fontes de estresse podem ser tanto externas como internas, pois um fator só será estressor se ele for considerado uma ameaça. Isso quer dizer que algo pode ser um fator estressor para um, mas não ser para outro. Assim, fica claro que o funcionamento psíquico terá um papel importante na geração do estresse. Alta exigência consigo próprio e com os outros, necessidade de controle, intolerância, dificuldade de lidar com frustrações, falta de flexibilidade são características que predispõem mais ao estresse. Se não consigo aceitar os meus limites e os dos outros, se tenho a ilusão de que nada escapa ao meu controle ou não aceito ter de me adaptar a uma situação de mudança como algo natural da vida, essas situações serão estressantes.

Temos duas maneiras de lidar com um fator estressor: evitá-lo ou neutralizar seu impacto estressante. Identificar o que está estressando é o primeiro passo para verificar se é possível eliminá-lo. Por exemplo: estou impaciente na fila do caixa do supermercado não por estar apressado, mas por não gostar de ir ao supermercado. Não posso fazer as compras via internet ou dar esta tarefa para alguém?

Quando é impossível eliminar o fator estressor, pode-se fazer com que ele perca a condição de ameaçador. Como?

– Encarando as dificuldades e os imprevistos como parte da vida.

– Sendo mais flexível e menos exigente consigo e com os outros.

– Reconhecendo e aceitando seus limites e dificuldades (pois todos nós temos).

– Estabelecendo prioridades, já que ninguém é capaz de dar conta de tudo sozinho.

Pensemos na situação de você não ter dinheiro suficiente para comprar o material escolar de seu filho, torturando-se com seus sentimentos de culpa e fracasso. Em tempos de crise econômica, muitos têm este problema. Não será possível negociar na escola a compra do material na medida do uso e pedir a compreensão do seu filho?

No final deste capítulo você encontrará o teste da autoavaliação do estresse. Nesse teste você poderá avaliar o seu nível de estresse, e aprender a pensar em estratégias de enfrentamento de situações estressantes.

Mas, alguns não conseguem lidar com suas dificuldades e esta maneira de encarar a vida gera um estresse crônico que pode culminar na depressão. Esta doença se caracteriza principalmente por tristeza e perda de interesse e prazer na vida, além de pelo menos três dos sintomas: perda de apetite ou compulsão alimentar, insônia *ou* hipersonia (estado de sonolência diurna excessiva e ataques de sono), desânimo, pessimismo, sentimentos de inutilidade, de fracasso e isolamento social. E nos casos mais graves: apatia e ideias e atitudes suicidas.

O deprimido sofre muito, pois não lida bem com perdas, mudanças que não são aceitas como parte da vida. A tristeza, que naturalmente sente-se diante de uma perda e passa, quando aceita-se a realidade e se adapta a ela, perpetua-se e agrava-se no caso do deprimido. Assim, ele pode, não conseguir viver bem após a perda de um ente querido, pois a morte não é aceita como condição inexorável da vida, mas como algo que não podia ter acontecido.

Por outro lado, por ser muito exigente consigo e inflexível, ele tende a ser pessimista e a hiperdimensionar as dificuldades. Assim, o convite de um amigo para sair pode ser visto não como um gesto carinhoso, mas como um problema, pois pode chover, arruinando o passeio!

Principalmente entre os homens, a depressão pode estar encoberta pelo abuso de álcool, tabagismo, drogas, trabalho excessivo e expressar-se por irritabilidade e hostilidade, no lugar de tristeza e desânimo. No caso das mulheres, ela pode estar encoberta principalmente pela compulsão alimentar, tabagismo, pela compulsão por compras.

A tendência à banalização da depressão como doença e da desqualificação do sofrimento psíquico na cultura contemporânea fazem com que, muitas vezes, a tristeza seja confundida com depressão e, por outro lado, a depressão não seja respeitada como doença psíquica, mas tratada como algo que pode se resolver com o passar do tempo, ou com a simples ingestão de um medicamento. O deprimido sente-se desamparado, fracassado e impotente ante as suas dificuldades, envergonhado por seu desânimo, isolado e incompreendido em seu sofrimento. Assim, quando a depressão é detectada e encaminha-se a sua terapêutica, abre-se a possibilidade de alívio desse sofrimento.

Em síntese, o deprimido enfrenta um problema querendo que a realidade mude, e não ele. Para lidar com a depressão é preciso criar recursos psíquicos para enfrentar a realidade com menos sofrimento, o que pode requerer ajuda profissional: psicoterapia e nos casos graves sua associação com medicamento.

A dica é "Se a vida lhe proporcionar um limão, faça uma limonada", se você não conseguir, procure ajuda, pois sempre é possível aprender!

AUTOAVALIAÇÃO DE ESTRESSE

Avaliando estresse

Para avaliar o grau de estresse, escreva, na Tabela 3.1, na 1ª coluna, 5 situações que lhe deixam *estressado(a), tenso(a)*. Na 2ª coluna, avalie, segundo uma escala de 0 a 10, a *frequência* com que estas situações acontecem na sua rotina de vida. Quanto mais frequente a situação na sua rotina, maior deve ser o valor. Por exemplo, se a situação estressante acontece várias vezes ao dia, o valor da frequência deve ser 10. Na 3ª coluna, avalie, segundo uma escala de 0 a 10, o quanto você *consegue manejar* estas situações de tensão, conseguindo neutralizá-las. Quanto mais você consegue neutralizar a situação de estresse, maior deve ser o valor da sua avaliação.

TABELA 3.1 Teste de autoavaliação do estresse – parte 1		
Situações de estresse, tensão	Frequência	Manejo
	0 a 10	0 a 10
1 -		
2 -		
3 -		
4 -		
5 -		
Total		
Estresse	Frequência – Manejo =	

Para ter uma dimensão do seu estresse calcule o total da frequência somando os valores da coluna da *frequência*, e o total de *manejo* somando os valores da coluna do *manejo*. Faça avaliação do nível de estresse subtraindo o valor total de *manejo*, do valor total da *frequência (Frequência – Manejo = nível de estresse)*. Para saber o quanto você está estressado analise o valor obtido conforme a Fig. 3.3.

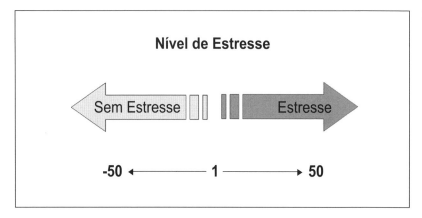

Fig. 3.3 – Nível de estresse.

Na Tabela 3.2, na 1ª coluna, escreva 5 situações que lhe relaxam e lhe dão prazer. Na 2ª coluna, avalie, segundo uma escala de 0 a 10, a frequência com que estas situações acontecem na sua rotina de vida.

TABELA 3.2	
Teste de autoavaliação do estresse – parte 2	
Situações de relaxamento, prazer	*Frequência*
	0 a 10
1 -	
2 -	
3 -	
4 -	
5 -	
Total	

Parabéns, se você teve facilidade para identificar situações de prazer e relaxamento em sua rotina e se o total da frequência for próximo de 50! O cuidado em manter na rotina momentos prazerosos é importante fator antiestressante e de equilíbrio psicossomático.

Pensando em estratégias de manejo do estresse

Na Tabela 3.3, transcreva na 1ª coluna, as situações de estresse que você avaliou com valor abaixo de 5 para *manejo*. Uma das estratégias de enfrentamento de estresse é evitá-lo. Muitas vezes isso não é possível, mas é muito importante refletir se essa estratégia já foi cogitada. Por isso lhe convidamos a se perguntar "Posso evitar?". Uma vez que sua resposta a esta pergunta seja "não", você está convidado a pensar em outra *estratégia de manejo*. Avalie porque aquela situação lhe é estressante. Não haveria outra maneira de encarar esta situação? Não é possível fazer algo para neutralizar esta mobilização estressante?

TABELA 3.3		
Teste de autoavaliação do estresse – parte 3		
Situações de estresse	*Posso evitar?*	*Estratégia de manejo*

REFERÊNCIAS BIBLIOGRÁFICAS

1. Jeammet P, Reynaud M, Consoli S. Manual de psicologia médica. Rio de Janeiro: Masson; 1982.
2. Haynal A, Pasini W. Medicina psicossomática. Rio de Janeiro: Masson; 1983.
3. Wulsin LR, Barsky AJ. Psychiatric and behavioral aspects of cardiovascular disease. In: Libby P et al. Braunwald's heart disease – a textbook of cardiovascular medicine. 8th ed. Philadelphia: Elsevier Inc. 2008; p. 2119-34.
4. Associação de Psiquiatria Americana. DSM-IV – Manual diagnóstico e estatístico de transtornos mentais. Porto Alegre: Artes Médicas; 1995.

4. Benefícios do Exercício Físico para o seu Coração

Daniel Godoy Martinez
Mateus Camaroti Laterza

INTRODUÇÃO

Durante a vida, desde criança até a idade avançada, o ser humano se exercita com diferentes objetivos. Algumas pessoas se exercitam como atletas profissionais ou amadores e outras pessoas pretendem manter seu estado de saúde, evitando a instalação de doenças neurológicas, endócrinas, psíquicas, ortopédicas, imunológicas, respiratórias e principalmente cardiovasculares. Com relação à manutenção da saúde do ponto de vista cardiovascular, ganha destaque o estilo de vida adotado nas sociedades modernas após a Revolução Industrial, no qual o avanço tecnológico e o ritmo de vida agitado, principalmente nas grandes cidades, fizeram com que o sedentarismo se disseminasse.

Nos Estados Unidos estima-se que o sedentarismo esteja presente em aproximadamente 25% da população adulta (US Surgeon General, 1996)[1]. Já no Brasil, infelizmente, o sedentarismo é mais predominante atingindo 80,8% da população. No estado de São Paulo o sedentarismo atinge 70% da população adulta (Rego et al., 1990)[2].

A expansão do sedentarismo nas sociedades modernas é preocupante. Estudos realizados nas últimas décadas (Blair et al., 1996[3]; Myers et al., 2002[4]) demonstraram associação entre o sedentarismo ou estilo de vida pouco ativo e as doenças cardiovasculares. Por exemplo, Blair et al. (1996)[3], avaliando mais de 32 mil pessoas, demonstraram que pessoas saudáveis, porém sedentárias, tinham maior chance de morrer, quando comparadas às pessoas que apresentavam hipertensão arterial, hipercolesterolemia, obesidade ou tabagismo, mas que realizavam rotineiramente atividade física demonstrando claramente que o sedentarismo, por si só, é um grande fator de risco para o desenvolvimento das doenças cardiovasculares.

Nessa mesma linha, outro estudo (Myers et al., 2002)[4] bastante interessante avaliou por 14 anos aproximadamente 6000 homens e observou relação entre a capacidade funcional (medida do nível cardiorrespiratório) e a porcentagem de sobrevivência, ou seja, quanto melhor o nível de condicionamento físico, maior foi a chance de sobrevivência durante o período de estudo, tanto em indivíduos saudáveis como em indivíduos que já apresentavam doenças cardiovasculares. Nesse estudo também ficou demonstrado que a associação da baixa capacidade física com qualquer outro fator de risco cardiovascular, como a hipertensão arterial, doença pulmonar obstrutiva crônica, diabetes melito, fumo, obesidade e colesterol total, dobrava o risco de mortalidade nesses indivíduos.

Enfim, por esses estudos, vimos que o combate ao sedentarismo é necessário para diminuirmos mortes de origem cardiovascular. A seguir, abordaremos como o exercício físico pode ser utilizado para combater os fatores de risco para doença cardiovascular como obesidade, diabetes melito, dislipidemia, e hipertensão arterial, tanto no âmbito da prevenção como no tratamento dos mesmos.

OBESIDADE E DIABETES MELITO

A taxa de obesidade no mundo está crescendo aceleradamente. Nos Estados Unidos, por exemplo, a taxa de sobrepeso e obesidade aumentou de 55,9% e 22,9%, em 1988, para 64,5% e 30,5%, em 2000, respectivamente. Entretanto, o treinamento físico associado à dieta com baixa ingestão de calorias (dieta hipocalórica) tem se mostrado eficaz no controle do peso corporal. De modo simplório, a obesidade é resultado do aumento das calorias que o indivíduo consome na alimentação em comparação às calorias gastas nas atividades diárias, inclusive as calorias gastas em exercício físico. Um estudo comparou dois grupos de mulheres, um grupo que realizava exercício físico e dieta com baixa ingestão de calorias e outro grupo que realizava apenas a dieta com baixa ingestão de calorias. Ambos os grupos foram eficazes em diminuir o peso corporal, gordura corporal e circunferência abdominal. Contudo, só o grupo que realizou conjuntamente o exercício físico manteve a massa magra (Negrão, Barreto, 2006)[5], ou seja, a quantidade da massa muscular não foi alterada, o grupo que realizou apenas dieta apresentou uma diminuição da massa muscular.

Com a associação entre o sedentarismo e a obesidade, a incidência de diabetes melito tipo 2 aumentou consideravelmente. Entretanto, o exercício físico pode auxiliar tanto na prevenção como no tratamento do diabetes. Resumidamente, os efeitos benéficos da prática regular de exercício físico em indivíduos com diabetes do tipo 2 são: aumento da tolerância ao exercício, melhora do controle glicêmico (açúcar no sangue), aumento da sensibilidade a insulina e possível diminuição da dose de hipoglicemiante oral ou insulina (Balady, 2001)[6].

DISLIPIDEMIA

Segundo a IV Diretriz Brasileira Sobre Dislipidemias e Prevenção da Aterosclerose (2007)[7], o treinamento físico também pode ser utilizado para o tratamento da dislipidemia, que é caracterizada pelo aumento dos lípides sanguíneos, tanto do colesterol total quanto do LDL e triglicérides, além da diminuição do HDL. O treinamento físico diminui os triglicérides e aumenta o HDL no sangue (Negrão, Barreto, 2006[5]; Balady, 2001[6]). Com relação à diminuição do LDL após período de treinamento físico, os estudos permanecem sem conclusão, porém já se sabe que o treinamento físico aumenta a velocidade de retirada do LDL do sangue (Negrão, Barreto, 2006)[5], diminuindo assim seu efeito prejudicial ao organismo que é a formação de placas de gordura nas paredes das artérias (aterosclerose). Para se reduzir o colesterol total com a realização de exercício físico, é necessário que seja feito de forma conjunta à reeducação alimentar e redução do peso corporal (Negrão, Barreto, 2006[5]; Balady, 2001[6]).

HIPERTENSÃO ARTERIAL

Atualmente o treinamento físico é considerado uma conduta não medicamentosa para o tratamento da hipertensão arterial, que é caracterizada por aumento da pressão arterial com valores iguais ou acima de 140/90 mmHg, de acordo com as V Diretrizes Brasileiras de Hipertensão Arterial (2006)[8]. Pesquisa nacional recentemente publicada em uma renomada revista internacional sobre hipertensão mostrou que o treinamento físico aeróbio realizado por 4 meses, 3 vezes por semana e com duração de 60 minutos foi capaz de diminuir, a pressão arterial sistólica, diastólica e média, em pacientes com hipertensão leve a moderada que nunca tinham feito uso de medicação para diminuir a pressão arterial (Laterza et al., 2007)[9]. Contudo, mesmos nos pacientes hipertensos que já utilizam regularmente medicamentos para controle da pressão arterial, o treinamento físico também se mostrou eficaz em reduzir a pressão arterial, e mais, o treinamento físico provocou alguns benefícios clínicos para esses pacientes, de maneira que muitos deles diminuíram a dosagem do medicamento e alguns até cessaram o seu uso.

DOENÇA ARTERIAL CORONARIANA

Todos os benefícios do treinamento físico descritos anteriormente, que em síntese são: combate à obesidade, regulação da taxa de glicose nos diabéticos, controle da dislipidemia, e diminuição da pressão arterial nos hipertensos, são benefícios que visam à prevenção da instalação da doença arterial coronária (DAC) e consequentemente a prevenção de eventos cardiovasculares como, por exemplo, o infarto agudo do miocárdio (IAM).

Mas se a pessoa tiver DAC já diagnosticada ou um IAM, ela pode realizar exercícios físicos após a alta hospitalar? A resposta é sim, ela não só pode como deve realizar um programa de exercícios físicos. Normalmente o IAM é decorrente da aterosclerose coronária, ou seja, acúmulo de gordura na parede da artéria coronária que interrompeu parcialmente ou totalmente o fluxo de sangue para o próprio coração, diminuindo assim a oferta de oxigênio e nutrientes para o músculo cardíaco. Um dos primeiros relatos sobre o benefício do treinamento físico em indivíduos, que apresentam DAC, foi feito pelo médico inglês William Heberden que relatou o caso do indivíduo que sofria de *angina pectoris*, ou seja, dor no peito devido à falta de sangue para o coração, porém diariamente tinha que serrar madeira. Com a prática desse exercício, houve melhora dos sintomas (Negrão, Barreto, 2006)[5].

O treinamento físico tem-se mostrado útil no tratamento da DAC aumentando a quantidade de sangue para o próprio coração, ou seja, aumentando a perfusão miocárdica. Esse efeito de aumentar a quantidade de sangue especificamente para o músculo cardíaco é resultado de diversos fatores influenciados pela execução de treinamento físico. Dentre eles, a diminuição da placa de gordura que dificulta a passagem de sangue nas artérias coronárias (placas ateroscleróticas) ganha destaque e alguns estudos merecem ser mencionados. O *Lifestyle Heart Trial* (Negrão, Barreto, 2006[5]; Balady, 2001[6]) demonstrou que o treinamento físico realizado por 3 horas semanais reduziu a obstrução coronária em 3,1%. Em contrapartida no grupo que não realizou o treinamento físico foi observado um aumento da obstrução coronária em 11,8%. Em pacientes com DAC, a execução de exercícios físicos associados à dieta com baixo teor de gordura, durante seis anos, mostraram-se eficazes em retardar a evolução das lesões coronarianas e, em alguns casos, houve até diminuição da placa aterosclerótica (Negrão, Barreto, 2006[5]; Balady, 2001[6]).

Outra forma de se melhorar a quantidade de sangue para o próprio coração, conseguido após período de treinamento físico, é a estimulação da formação da circulação colateral, isto é, formação de artérias coronárias que auxiliam no fornecimento de sangue ao coração. No homem ainda são necessárias maiores comprovações, porém um estudo demonstrou aumento da circulação colateral, após 8 semanas de treinamento físico, em pacientes com cardiomiopatia isquêmica (doença cardíaca devido à falta de fornecimento de sangue ao coração). Além disso, a formação de novos vasos e também a melhora da função endotelial (Negrão, Barreto, 2006[5]; Balady, 2001[6]), ou seja, melhora da função dos vasos sanguíneos são fatores que auxiliam a melhora da perfusão miocárdica após o período de treinamento físico.

De forma prática, esses benefícios que promovem aumento da perfusão miocárdica e são adquiridos após a realização de treinamento físico proporcionam ao paciente um aumento do limiar de angina (Negrão, Barreto, 2006[5]; Balady, 2001[6]), ou seja, os pacientes com DAC que realizam treinamento físico melhoram sua capacidade física e têm menos dor no peito para fazer suas atividades. No dia a dia, resultando em melhora da qualidade de vida (Balady, 2001)[6]. Além de melhorar a qualidade de vida em pacientes com DAC, o treinamento físico também diminuiu a mortalidade por todas as causas e a morte súbita em 37% no primeiro ano após o IAM (Balady, 2001)[6].

INSUFICIÊNCIA CARDÍACA

O treinamento físico também é indicado para auxiliar no tratamento de pacientes com insuficiência cardíaca. Esses pacientes apresentam coração que não consegue bombear adequadamente o sangue para o corpo, muitas vezes esses pacientes apresentam aumento do tamanho do coração que pode ser decorrente de várias causas, como por exemplo: após um IAM, devido à hipertensão arterial não tratada e Doença de Chagas. De forma objetiva, o treinamento físico aumenta a capacidade física e consequentemente a tolerância ao exercício físico em pacientes com insuficiência cardíaca (Negrão, Barreto, 2006)[5]. Na prática, antes de iniciarem o treinamento físico, os pacientes com insuficiência cardíaca relatam falta de ar, sono ruim, cansaço físico intenso e tremores musculares. Entretanto, após um período de treinamento físico, os pacientes relatam diminuição da falta de ar, melhora da qualidade do sono, aumento da disposição física e controle muscular mais apurado, com melhora na qualidade de vida.

CUIDADOS ESPECIAIS AO REALIZAR EXERCÍCIO FÍSICO

Para realizar exercícios físicos com segurança alguns cuidados são necessários (Fletcher et al., 2001)[10]:

- Não praticar exercícios físicos em jejum;
- Aguardar pelo menos duas horas após a refeição para realizá-los;
- Sempre estar hidratado para realizar os exercícios físicos. Se o exercício físico tiver uma duração superior a 30 minutos, recomenda-se a reposição hídrica antes, durante e depois do exercício;
- Utilizar calçados e vestimentas adequadas ao tipo de exercício físico realizado;
- Começar o exercício físico de forma lenta e progredir gradualmente;
- Ficar atento aos sintomas que talvez possam ocorrer durante o exercício físico, quando eles ocorrerem encerrar o exercício físico e procurar o médico imediatamente. Entre os sintomas citam-se:
  - Desconfortos na parte superior do corpo, incluindo peito, braço, pescoço ou queixo;
  - Fraqueza e/ou desânimo;
  - Respirações muito curtas, que devem retornar ao normal em 5 minutos após o término do exercício físico;
  - Dores específicas em ossos ou articulações.

- Itens a serem observados para saber se o treinamento físico está muito intenso:
  - Não conseguir terminar uma sessão de exercício físico;
  - Não conseguir conversar durante a execução de uma sessão de exercícios físicos, devido ao aumento da frequência respiratória;
  - Fraqueza ou náuseas após o exercício físico;
  - Insônia;
  - Cansaço e/ou fadiga crônica;
  - Inchaço ou dores em articulações.
- Especificamente para pacientes com Diabetes Mellitus, medir a glicemia antes, durante e após o exercício físico;
- Para indivíduos hipertensos medir a pressão arterial antes, durante e após o exercício físico;
- Em indivíduos com dislipidemias, ficar atento à intensidade do exercício físico para que seus benefícios sejam melhorados;
- Em indivíduos obesos, um cuidado especial deve ser dado às articulações e lembrar que a perda de peso é gradual.

CONSIDERAÇÕES FINAIS

Antes de iniciar um programa de exercício físico, é necessário que a pessoa faça uma avaliação clínica e/ou cardiológica e um teste de esforço físico, podendo ser o teste ergométrico (análise do coração durante o exercício físico) ou, de preferência, o teste ergoespirométrico (análise do coração e dos gases respirados durante o exercício físico). Após a liberação médica para a realização de exercícios físicos depois do teste de esforço, um educador físico deve ser consultado para programar o treinamento físico de forma adequada, conseguindo assim extrair os melhores benefícios do exercício físico, como também realizá-lo com a maior segurança possível.

REFERÊNCIAS BIBLIOGRÁFICAS

1. US Surgeon General. Surgeon General's report on physical activity and health. JAMA 1996; 276:522.
2. Rego RA, Berardo FAN, Rodrigues SSR, Oliveira ZMA, Oliveira MB, Vasconcelos C et al. Fatores de risco para doenças crônicas não transmissíveis: inquérito domiciliar no município de São Paulo, SP (Brasil). Rev Saúde Pública 1990; 24:277-85.
3. Blair SN, Kampert JB, Kohl HW, Barlow CE, Macera CA, Pattenbarger RS Jr et al. Influences of cardiorespiratory fitness and other precursors on cardiovascular disease and all-cause mortality in men and women. JAMA 1996; 276(3):205-10.
4. Myers J, Prakash M, Froelicher V, Do D, Partington S, Atwood JE. Exercise capacity and mortality among men referred for exercise testing. N Eng J Med 2002; 346:793-801.
5. Negrão CE, Barretto ACP. Cardiologia do exercício do atleta ao cardiopata. 2ª ed. São Paulo: Editora Manole 2006; p. 1-354.
6. Balady GJ. Exercise in secondary prevention and cardiac rehabilitation. Cardiol Clin 2001; 19(3):347-536.
7. Sociedade Brasileira de Cardiologia. IV Diretriz Brasileira Sobre Dislipidemias e Prevenção da Aterosclerose. Arq Bras Cardiol 2007; 88(Supl 1):1-19.
8. Sociedade Brasileira de Hipertensão, Sociedade Brasileira de Cardiologia e Sociedade Brasileira de Nefrologia. V Diretrizes Brasileiras de Hipertensão Arterial. Arq Bras Cardiol 2007; 89(3):e24-e79.
9. Laterza MC, de Matos LD, Trombetta IC, Braga AM, Roveda F, Alves MJ et al. Exercise training restores baroreflex sensitivity in never-treated hypertensive patients. Hypertension 2007; 49(6);1298-1306.
10. Fletcher GF, Balady GJ, Amsterdam EA, Chaitman B, Eckel R, Fleg J et al. Exercise standards for testing and training: A statement for healthcare professionals from the American heart association. Circulation 2001; 104:1694-1740.

5. A Alimentação no Tratamento de Doenças: Hipertensão Arterial, Dislipidemias, Diabete Melito e Obesidade

Alessandra Macedo
Ana Paula Gonçalves da Silva
Miyoko Nakasato

A relação entre as doenças cardiovasculares (DCV) e a alimentação já está bem estabelecida, seja para sua prevenção como para o seu tratamento, conforme escrito no Capítulo 2. Sendo assim, a adoção de hábitos alimentares saudáveis deve ser considerada como o primeiro passo do tratamento não medicamentoso para as DCV[1].

Existem vários trabalhos científicos relacionando o comportamento alimentar na infância com o surgimento de fatores de risco na maturidade como hipertensão arterial, dislipidemias, diabete melito e obesidade. Desta forma, a adoção de hábitos alimentares mais saudáveis deve ser realizada desde os primeiros anos de vida.

A dieta é essencial para a prevenção e tratamento de doenças, devendo ser encarada como uma mudança permanente de estilo de vida e não como uma estratégia temporária.

Este capítulo tem como objetivo fornecer informações de como deve ser a alimentação de acordo com cada fator de risco cardiovascular.

HIPERTENSÃO ARTERIAL (PRESSÃO ALTA)

Para controlar a pressão alta, é preciso reduzir o consumo de sal e emagrecer, caso seja necessário[2].

O componente mais importante da dieta para o controle da pressão alta é o consumo de um mineral chamado *sódio*, cuja maior fonte alimentar é o *cloreto de sódio (NaCl)* ou sal de cozinha, que contém em sua composição 40% de sódio.

O sódio pode ser encontrado naturalmente na composição de diversos alimentos como leite, carnes, pães, etc. e também na composição de adoçantes artificiais e produtos dietéticos com sacarina e/ou ciclamato de sódio, aditivos e conservantes químicos e sais dietéticos.

Porém, existem alimentos em que ele está presente em maior quantidade e por isso são chamados de *alimentos fontes de sódio*, como os produtos industrializados: frios e embutidos, enlatados, salgadinhos, temperos e sopas prontas.

Segundo a Agência Nacional de Vigilância Sanitária (Anvisa), em 2001[3], para que um alimento seja considerado rico em sódio, ele deve conter mais do que 480 mg de sódio por porção. Na Tabela 5.1 podemos observar a quantidade de sódio por porção em alguns alimentos industrializados ricos em sódio.

TABELA 5.1
Conteúdo de sódio presente por porção em alguns alimentos industrializados

Alimento	Porção (g)	Medida caseira	Quantidade de sódio (mg)
Batata chips	96	1 pacote	594
Linguiça	100	2 unidades	1.294
Macarrão instantâneo	85	1 pacote	1.760
Salgadinho de pacote	96	1 pacote	528
Salsicha	80	2 unidades	1.092
Sardinha enlatada	100	2 filés	620
Sopa instantânea	22	1 caneca (200 ml)	792

Para selecionar o melhor alimento, é importante observar nos rótulos a quantidade de sódio. Deve-se optar por alimentos que contenham menores percentuais de valor diário (%VD) para o sódio, valor esse que se refere à quantidade percentual de sódio, contida naquele produto, em relação à recomendação máxima para um indivíduo adulto saudável, ou seja, de 2400 mg de sódio.

Mas, quanto podemos consumir de sal no dia a dia?

As Sociedades Brasileiras de Hipertensão, Cardiologia e Nefrologia (2007)[2] recomendam que o consumo de sal não ultrapasse 6 g por dia, considerando-se 4 g de sal (4 colheres de café rasas) adicionados ao alimento durante o seu preparo e os outros 2 g já presentes na composição de alguns alimentos.

Existem outros órgãos, como a Organização Mundial da Saúde (OMS), em 2003[4], e o Ministério da Saúde (2005)[5], que orientam que este limite não ultrapasse 5 g de sal por dia.

Atualmente, o brasileiro consome diariamente 12 g de sal em média, ou seja, o dobro do que o recomendado.

Para que se tenha ideia da quantidade de alimento que corresponde a 1 g de sal, preparamos outra Tabela 5.2 com alguns exemplos:

TABELA 5.2
Quantidade de alimentos que equivalem a 1 g de sal

Alimento	Quantidade em medida caseira
Azeitonas verdes	4 unidades
Bacon	3 fatias finas
Biscoito água e sal	4 unidades
Caldo concentrado	¼ tablete
Carne seca	1 porção (40 g)
Catchup	3 colheres de sopa
Linguiça calabresa	½ unidade
Molho de soja	1 colher (sopa)
Mortadela	4 fatias finas
Pão francês	1 unidade
Presunto	2 fatias finas
Queijo parmesão	2 colheres (sopa)
Queijo prato	6 fatias finas
Salame	7 fatias finas
Sardinha em conserva	1 ½ unidade

Para que estas recomendações sejam atingidas, algumas medidas são necessárias, tais como:

– Retirada do saleiro à mesa.

– Uso de pouco sal no preparo dos alimentos, substituindo temperos industrializados por ervas e especiarias naturais como alho, cebola, orégano, salsa, cebolinha, manjericão, hortelã, entre outros.

– Evitar o consumo de alimentos ricos em sódio, como frios (salame, presunto, mortadela), queijos salgados (mussarela, prato, parmesão), embutidos (linguiça, salsicha), carnes secas, produtos enlatados e em conserva (azeitona, picles), sopas industrializadas e salgadinhos prontos.

Os adoçantes artificiais e produtos dietéticos à base de sacarina e/ou ciclamato de sódio também devem ser utilizados com moderação, bem como os sais dietéticos por conterem sódio em sua composição.

No mercado, os sais dietéticos atualmente disponíveis são: *slim sal®*, *sal light®*, *dieta sal®* e *lite salt®*, que podem ser utilizados como substitutos do sal. Mas, atenção, 1 grama de sal equivale a 1,2 g de *slim sal®*, 2 g de *sal light®*, 3 g de *dieta sal®* e 1,6 g de *lite salt®*. Além disso, esses produtos contêm potássio, portanto, se a pessoa possui doença renal e utiliza diuréticos ou suplementos de potássio deve consultar o médico, antes de utilizá-los.

Lembramos que os alimentos, principalmente frutas, verduras, legumes e feijões, "in natura" também contêm potássio e quando consumidos em quantidades adequadas auxiliam no controle da pressão arterial. Segundo as Sociedades Brasileiras de Hipertensão, Cardiologia e Nefrologia, é recomendado o consumo diário de 3 a 4 porções de frutas, 4 a 5 porções de verduras e legumes e 1 a 2 porções de feijões e seus substitutos (grão de bico, lentilha, ervilha...)[2].

Atualmente tem-se observado que pessoas que estão acima do peso têm mais chance de ter pressão alta. Devido a isso, emagrecer é essencial para a redução da pressão arterial. Sabe-se que a perda de 1 kg de peso está associada à redução de 1 mmHg na pressão e a diminuição de 5% a 10% do peso, nas pessoas obesas, traz resultados benéficos, ou seja, pequenos resultados podem ser decisivos no tratamento[2].

As recomendações específicas para o controle de peso serão abordadas mais adiante no assunto sobre obesidade.

Uma dieta conhecida para a redução da pressão alta é a chamada dieta DASH (Dietary Approaches to Stop Hypertension). Ela tem reduzida quantidade de gordura saturada, gordura total e colesterol e maior oferta de potássio, magnésio e cálcio, juntamente com alta quantidade de fibras alimentares. Ela é rica em frutas, hortaliças, leite e derivados magros, com uso de cereais integrais, peixes e aves magros, sementes oleaginosas como amêndoas, nozes, avelãs, e com pouca quantidade de açúcar e doces (Appel, 1995)[6]. Esta dieta associada à redução no consumo de sal, resulta na diminuição maior da pressão arterial[7].

Para ilustrar, elaboramos um exemplo de cardápio saudável para quem tem pressão alta, que se encontra na Tabela 5.3.

TABELA 5.3
Cardápio saudável para quem tem pressão alta*

Refeição	Alimento	Quantidades
Café da manhã	Café com leite desnatado	1 xícara de chá
	Pão francês	1 unidade
	Margarina cremosa sem sal	1 colher de chá
Lanche da manhã	Mamão papaia	½ unidade
Almoço	Salada de alface	6 folhas
	Tomate	1 unidade
	Arroz	4 colheres de sopa
	Feijão	4 colheres de sopa
	Carne assada	1 fatia média
	Brócolis alho e óleo	2 ramos grandes
	Abacaxi	1 fatia média

TABELA 5.3 (cont.)

Cardápio saudável para quem tem pressão alta*

Refeição	Alimento	Quantidades
Lanche da tarde	Café com leite desnatado	1 xícara de chá
	Biscoito de água	4 unidades
	Margarina cremosa sem sal	1 colher de chá
Jantar	Salada de cenoura	2 colheres de sopa
	Macarrão ao sugo	4 colheres de sopa
	Ervilha na margarina (sem sal)	4 colheres de sopa
	Filé de frango grelhado	1 porção média
	Escarola refogada	2 pires de chá
	Maçã	1 unidade pequena
Lanche da noite	Leite desnatado	1 xícara de chá

*Sugerimos o cozimento dos alimentos com temperos naturais e sem adição de sal. Ao servir-se, adicionar, no próprio prato, 2 colheres rasas das de café de sal (equivalente a 2 gramas de sal).

DISLIPIDEMIAS (COLESTEROL E TRIGLICÉRIDES ALTOS)

Para o tratamento da hipercolesterolemia (colesterol total e LDL-colesterol altos) e da hipertrigliceridemia (triglicérides alto) é importante conhecermos quais os nutrientes que estão envolvidos na alteração das gorduras do sangue.

HIPERCOLESTEROLEMIA

O colesterol, conforme citado no Capítulo 2, está presente em alguns alimentos e faz parte da estrutura das membranas celulares e formação de hormônios e ácidos biliares. Seu controle alimentar se faz necessário por estar associado à elevação do colesterol no sangue.

Segundo a IV Diretriz Brasileira sobre Dislipidemias e Prevenção da Aterosclerose (2007)[1], seu consumo não deve ultrapassar 200 mg por dia, para que possa haver redução de 1% a 3% nas concentrações de LDL-colesterol no sangue, diminuição esta que pode variar de pessoa para pessoa[8].

É importante citar que o colesterol somente é encontrado em alimentos de origem animal e suas principais fontes alimentares são a gema do ovo, miúdos e frutos do mar. Veja na Tabela 5.4 a quantidade de colesterol presente em alguns alimentos:

TABELA 5.4
Quantidade de colesterol em alguns alimentos

Alimento	Medida caseira	Colesterol (mg)
Ovo de galinha	1 unidade	213
Ovo de codorna	3 unidades	228
Camarão cozido no vapor	100 g	195
Lula à dorê	100 g	260
Moela	100 g	194
Rim	100 g	387
Fígado de galinha	100 g	439
Fígado de boi	100 g	480
Coração de boi	100 g	193
Coração de galinha	100 g	136

Outro nutriente que pode alterar o colesterol no sangue é a gordura saturada. Seu consumo pode elevar as concentrações de colesterol total e LDL-colesterol no sangue em até três vezes mais do que o colesterol presente nos alimentos. Recomenda-se que o seu consumo diário não ultrapasse 7% do total das calorias ingeridas para que possa haver redução de 5% a 10% nas concentrações de LDL-colesterol no sangue[8].

Esta gordura pode ser encontrada tanto em alimentos de origem animal quanto vegetal. Geralmente apresenta-se sob a forma sólida em temperatura ambiente, com exceção do óleo de palma. Suas principais fontes alimentares são laticínios integrais (leite, queijo, iogurte), manteiga, frios e embutidos (salsicha, presunto, linguiça, mortadela, salame), carnes gordas, bacon, banha e pele de aves.

Outra gordura vilã é a gordura *trans*. Ela pode ser encontrada naturalmente em alimentos como leite e carnes, porém em quantidades que não são prejudiciais à saúde do coração.

O perigo está na gordura *trans* que é formada durante o processo de hidrogenação parcial dos óleos vegetais líquidos para que estes adquiram consistência cremosa. Ela é utilizada pelos fabricantes de alimentos para aumentar o tempo de validade dos produtos, bem como melhorar sua aparência e sabor. Entretanto, o seu consumo está relacionado ao aumento das concentrações de colesterol total, LDL-colesterol e redução das concentrações de HDL-colesterol no sangue.

Não existe uma recomendação para o consumo de gordura *trans*, uma vez que o seu consumo não deve ser estimulado. Há um limite máximo de consumo permitido que é de até 1% das calorias totais ingeridas no dia[1]. Por exemplo: em uma dieta de 2000 calorias, é permitido um consumo diário de até 2,2 g. Essa quantidade é facilmente atingida, veja na Tabela 5.5 abaixo alguns exemplos:

TABELA 5.5
Quantidade de gorduras *trans* em alguns alimentos

Alimento	Medida caseira	Quantidade de gordura trans (g)
Biscoito água e sal	5 unidades	1,0
Biscoito recheado de chocolate	2 unidades	2,0
Biscoito wafer	4 unidades	2,3
Bolo de laranja industrializado	1 fatia	1,5
Empadinha	1 unidade	1,3
Quiche de queijo	1 fatia	3,7

Existem gorduras que são consideradas saudáveis para o coração. São as gorduras insaturadas, que se dividem em poliinsaturadas, representadas principalmente pelo ácido linoleico (ômega 6) e pelo linolênico (ômega 3), e as do tipo monoinsaturadas, cuja principal fonte é o ácido oleico (ômega 9).

A substituição das gorduras saturadas pelas poliinsaturadas causa redução nas concentrações de colesterol total e de LDL-colesterol no sangue.

As gorduras poliinsaturadas são encontradas principalmente em óleos de girassol, milho e soja (ômega 6) e na gordura de peixes, óleos de soja e na semente de linhaça (ômega 3). As gorduras monoinsaturadas (ômega 9) são encontradas no azeite de oliva, óleo de canola, sementes oleaginosas (amêndoas, nozes, avelãs, castanha do Pará), gergelim, abacate e azeitonas. Uma dieta muito estudada é a Dieta do Mediterrâneo, devido aos povos desta região terem baixa prevalência de doença arterial coronária, de certos tipos de câncer e de outras doenças crônicas.

Essa dieta é caracterizada pelo uso do azeite de oliva, como principal fonte de gordura, além do consumo de grande quantidade de vegetais, frutas frescas, laticínios (principalmente queijos e iogurtes); moderada quantidade de vinho, peixes, aves e ovos (até 4 ovos/por semana); pequena quantidade de carnes vermelhas. Além do tipo de alimentação, o estilo de vida com realização de trabalho no campo, com maior atividade física, foi, também, associada à baixa prevalência de obesidade[9].

Outro componente importante para o controle do colesterol do sangue são as fibras do tipo solúvel, que podem aderir os sais biliares, reduzindo a formação de micelas e, consequentemente, diminuindo a absorção intestinal de ácidos graxos e colesterol, aumentando a excreção fecal dos mesmos. A redução da fração de sais biliares que são reabsorvidos pela circulação êntero-hepática (do intestino e do fígado) resulta em maior síntese hepática de sais biliares, numa tentativa de compensar a redução da disponibilidade dessas substâncias, desviando o colesterol para essa finalidade, fazendo com que menos colesterol fique disponível para a síntese de lipoproteínas. Esses mecanismos contribuem na redução do colesterol total e o LDL-colesterol sanguíneo[10]. As fibras alimentares solúveis, presentes no *psyllium*, frutas, aveia, cevada, cereais integrais e feijões, quando consumidas em quantidades adequadas, contribuem na redução dos níveis do colesterol total e de LDL-colesterol no sangue. De acordo com a Sociedade Brasileira de Cardiologia, 2007[1], a quantidade de fibras alimentares que os adultos saudáveis devem ingerir é de aproximadamente 20 g a 30 g por dia.

A quantidade de fibras solúveis de alguns alimentos[11,12] encontra-se na Tabela 5.6.

TABELA 5.6
Quantidade de fibras solúveis em 100 g de alimento

Alimentos	Quantidade de fibras solúveis (g)
Aveia "oat bran"	6,08
Batata inglesa cozida	1,06
Berinjela cozida	0,94
Beterraba cozida	1,42
Cenoura cozida	1,40
Farelo de arroz	1,9
Farelo de trigo	3,8
Farinha de centeio integral	4,5
Feijão carioca cozido	2,6
Feijão preto cozido	1,77
Laranja pêra	0,5
Lentilha cozida	1,81
Maçã gala	0,7
Mandioca cozida	2,27

O consumo de gorduras e fibras alimentares pode ser avaliado utilizando o Questionário de Frequência de Gordura e o Questionário de Frequência de Fibras Alimentares, adaptado de Block et al. (2000)[13], que se encontram nas Tabelas 5.7 e 5.8.

TABELA 5.7
Questionário de frequência de consumo de gordura

Assinale nos espaços abaixo, a frequência que o(a) senhor(a) consumiu
de cada um dos alimentos listados de um ano atrás até os dias de hoje,
para avaliar o consumo de alimentos ricos em gordura.

Alimentos	menos que 1 vez/ mês (0 ponto)	2 a 3 vezes/ mês (1 ponto)	1 a 2 vezes/ semana (2 pontos)	3 a 4 vezes/ semana (3 pontos)	5 ou mais vezes/ semana (4 pontos)	Pontos
Hambúrguer	❑	❑	❑	❑	❑	
Carnes gordurosas	❑	❑	❑	❑	❑	
Frango frito	❑	❑	❑	❑	❑	
Salsicha e linguiça	❑	❑	❑	❑	❑	
Frios	❑	❑	❑	❑	❑	
Maionese	❑	❑	❑	❑	❑	
Margarina	❑	❑	❑	❑	❑	
Manteiga	❑	❑	❑	❑	❑	
Ovos	❑	❑	❑	❑	❑	
Bacon	❑	❑	❑	❑	❑	
Queijos e requeijão	❑	❑	❑	❑	❑	
Leite integral	❑	❑	❑	❑	❑	
Batata frita	❑	❑	❑	❑	❑	
Salgadinhos de pacote	❑	❑	❑	❑	❑	
Sorvetes	❑	❑	❑	❑	❑	
Produtos de pastelaria	❑	❑	❑	❑	❑	

Total de pontos

Para avaliar o resultado, escreva na coluna à direta os pontos equivalentes à cada
resposta e some todos os pontos. Compare o total de pontos com o *escore* abaixo:

Escore para gorduras

≤ 17	Consumo mínimo de gorduras
18 a 21	Alimentação com pouca gordura
22 a 24	Alimentação relativamente alta em gordura
25 a 27	Alimentação alta em gordura
> 27	Alimentação muito alta em gordura

Se o resultado alcançado for superior a 22 pontos, reveja a sua alimentação reduzindo
o consumo de alimentos ricos em gorduras, principalmente as saturadas e *trans*.

TABELA 5.8
Questionário de frequência de consumo de fibras alimentares

Assinale nos espaços abaixo, a frequência que o(a) senhor(a) consumiu de cada um dos alimentos listados de um ano atrás até os dias de hoje, para avaliar o consumo de fibras.

Alimentos	menos que 1 vez/ semana (0 ponto)	cerca de 1 vez/ semana (1 ponto)	2 a 3 vezes/ semana (2 pontos)	4 a 6 vezes/ semana (3 pontos)	todo dia (4 pontos)	Pontos
Sucos naturais de frutas	❏	❏	❏	❏	❏	
Frutas	❏	❏	❏	❏	❏	
Salada de folhas	❏	❏	❏	❏	❏	
Batatas	❏	❏	❏	❏	❏	
Feijão, lentilha, grão de bico, soja, ervilha	❏	❏	❏	❏	❏	
Legumes (cenoura, vagem, beterraba, ...)	❏	❏	❏	❏	❏	
Cereais integrais (aveia, farelos, arroz integral)	❏	❏	❏	❏	❏	
Pão integral	❏	❏	❏	❏	❏	
Pães convencionais (francês, italiano, de forma, biscoitos, bolinhos, bisnagas)	❏	❏	❏	❏	❏	
Total de pontos						

Para avaliar o resultado, escreva na coluna à direta os pontos equivalentes à cada resposta e some todos os pontos. Compare o total de pontos com o *escore* abaixo:

Escore para fibras alimentares

≤ 19	Alimentação muito baixa em fibras alimentares
≥ 20	Consumo adequado em fibras alimentares

Se o resultado alcançado for inferior a 19 pontos, reveja a sua alimentação consumindo mais alimentos ricos em fibras.

Por outro lado, existem alimentos que, além de fornecerem os nutrientes essenciais quando consumidos como parte da dieta usual, produzem efeitos benéficos à saúde, chamados *alimentos funcionais*[14].

Os alimentos considerados funcionais têm propriedades de proteção à saúde comprovadas por estudos científicos, além de seus componentes ativos e fontes alimentares, que são apresentados na Tabela 5.9.

TABELA 5.9
Alimentos funcionais: componentes ativos, grau de evidência científica, benefícios à saúde e frequência de consumo

Alimento funcional	Componentes ativos	Grau de evidência	Benefícios à saúde	Quantidade e frequência de consumo recomendado
Alho	Produtos sulfurados	Fraco a moderado	Contribui na redução do colesterol total e do LDL-colesterol	600 a 900 mg/dia = 1 dente de alho por dia
Aveia	β-glucanas	Muito forte	Contribui na redução do colesterol total e do LDL-colesterol	3 g/dia = Farelo de aveia: 40 g (4 colheres de sopa) por dia OU Farinha de aveia: 60 g (4 colheres de sopa) por dia.
Azeite	Ácidos graxos ômega 9	Provável	Contribui na redução do colesterol total e do LDL-colesterol	17,5 g/dia = 23 g de azeite = 2 colheres de sopa/dia
Margarina enriquecida	Esterol e ésteres de estanol	Muito forte	Contribui na redução do colesterol total e do LDL-colesterol	1,3 g/dia de esteróis ou 1,7 g/dia de estanóis = 20 g por dia (2 colheres de sopa)
Oleaginosas	Vitamina E e ácidos graxos monoinsaturados	Moderado	Contribui na redução do risco de doenças cardiovasculares	30 a 60 gramas de nozes, amêndoas, castanha de caju e castanha do Pará, macadâmia, pecã, amendoim, avelã
Ovos com ômega-3	Ácidos graxos ômega-3	Fraco a moderado	Contribui na redução do colesterol	Desconhecida a quantidade

TABELA 5.9 (cont.)

Alimentos funcionais: componentes ativos, grau de evidência científica, benefícios à saúde e frequência de consumo

Alimento funcional	Componentes ativos	Grau de evidência	Benefícios à saúde	Quantidade e frequência de consumo recomendado
Peixes com alto teor de gordura	Ácidos graxos ômega-3	Forte a muito forte	Contribui na redução dos triglicérides, risco de doenças cardíacas e infarto agudo do miocárdio	0,5 a 1,8 g de eicosapentaenoico (EPA) + docosahexaenóico (DHA) = 2 porções de peixes por semana, como atum, salmão, sardinha, cavala, truta
Psyllium	Fibra solúvel extraída da planta *Plantago psyllium* ou *Plantago areana* ou *Plantago ovata*	Muito forte	Contribui na redução do colesterol total e do LDL-colesterol	1 grama de *psyllium*/dia (Produto normalmente encontrado nas farmácias)
Soja	Proteína	Muito forte	Contribui na redução do colesterol total e do LDL-colesterol	25 g/dia *Tofu* (queijo de soja): 7 fatias grossas (357 g) OU Hambúrguer de soja: 1 porção grande (125 g) OU Proteína texturizada de soja (PTS): 1 porção de 50 g OU Grão de soja cozido: 1 concha cheia (148 g) OU Leite de soja: 5 copos (980 ml), por dia
Suco de uva ou vinho	Polifenóis, dentre eles o resveratrol	Moderado a forte	Contribui na redução do risco de doença arterial coronariana	240 a 480 ml/dia (1 a 2 copos)

Os alimentos funcionais podem fazer parte do cardápio diário conforme exemplos encontrados na Tabela 5.10.

TABELA 5.10

Cardápio saudável com alimentos funcionais

Refeição	Alimento	Quantidades
Café da manhã	Café com leite desnatado sem açúcar	1 xícara de chá
	Pão de *aveia* e *linhaça*	1 fatia
	Pasta de ricota com *tofu*	2 colheres de sopa
	Mamão papaia	½ unidade
Lanche da manhã	Suco de *chá verde*	1 copo
Almoço	Salada de agrião	1 prato de sobremesa
	Tomate	1 unidade
	Azeite de oliva (para a salada)	1 colher de sopa
	Batata assada com alecrim e alho poró	2 unidades pequenas
	Ervilha torta com *gergelim* (refogada	3 colheres de sopa
	com *margarina enriquecida com fitosterol*)	1 colher de sopa (20 g)
	Cação ao molho de laranja	1 porção média
	Óleo de canola	1 colher de sopa
	Melancia	1 fatia
Lanche da tarde	Iogurte desnatado	1 copo
	Musli de soja	3 colheres de sopa
Jantar	Salada de *grãos*	5 colheres de sopa
	Azeite de oliva (para a salada)	1 colher de sopa
	Arroz branco	4 colheres de sopa
	Brócolis no vapor	5 ramos
	Frango indiano	1 porção média
	Óleo de canola	1 colher de sopa
	Uva rubi	10 bagos
Lanche da noite	*Leite de soja* (enriquecido com cálcio)	1 copo (250 ml)
	Morangos	20 unidades pequenas

Para o tratamento do colesterol alto, recomenda-se no dia a dia:
- Consumir leite e derivados (queijos, coalhada, iogurte...) *magros (desnatados)*.
- Variar os tipos de carnes entre bovina, frango e peixe, dando preferência aos cortes magros.

- Retirar a gordura visível e pele de frango antes do preparo.
- Dar preferência a preparações assadas, cozidas, grelhadas, refogadas e ensopadas.
- Consumir cremes vegetais ou margarinas *light* em substituição às manteigas e margarinas com gorduras *trans*.
- Utilizar óleos vegetais como soja, milho, girassol, canola e oliva com moderação no preparo dos alimentos no lugar da banha animal e gordura vegetal hidrogenada.
- Consumir cereais integrais, feijões, frutas, verduras e legumes.

Para ilustrar, elaboramos um exemplo de cardápio saudável para quem tem colesterol alto, o qual se encontra na Tabela 5.11.

TABELA 5.11
Cardápio saudável para quem tem colesterol alto

Refeição	Alimento	Quantidades
Café da manhã	Café com leite desnatado	1 xícara de chá
	Pão integral	2 fatias
	Margarina cremosa	2 colheres de chá
	Mamão papaia	1 unidade
Almoço	Salada de cenoura crua ralada	3 colheres de sopa
	Azeite de oliva (para a salada)	1/2 colher de sopa
	Arroz	4 colheres de sopa
	Feijão	4 colheres de sopa
	Bife grelhado	1 filé médio
	Óleo	1 colher de sobremesa
	Kiwi	2 unidades médias
Lanche da tarde	Café com leite desnatado	1 xícara de chá
	Pão francês	1 unidade
	Margarina cremosa	2 colheres de chá

TABELA 5.11 (cont.)		
Cardápio saudável para quem tem colesterol alto		
Refeição	*Alimento*	*Quantidades*
	Salada de alface	6 folhas
	Tomate	1 unidade
	Azeite de oliva (para a salada)	1/2 colher de sopa
	Arroz	4 colheres de sopa
Jantar	Ervilha	4 colheres de sopa
	Brócolis cozido	2 ramos
	Peixe assado	1 porção média
	Óleo	1 colher de sobremesa
	Laranja	1 unidade
Lanche da noite	Leite desnatado	1 xícara de chá

HIPERTRIGLICERIDEMIA

Os triglicérides são as principais reservas de energia do nosso organismo. Podem ser produzidos pelo nosso corpo ou obtidos por meio dos alimentos.

Os principais fatores que contribuem para a elevação dos triglicérides no sangue são:

- Dietas ricas em carboidratos e em gorduras (frituras e gorduras saturadas).
- Consumo de bebidas alcoólicas.
- Excesso de peso.
- Diabete melito.
- Sedentarismo.
- Fumo.

Além disso, a doença renal crônica pode causar elevação nos níveis dessa gordura no sangue.

O controle da obesidade ou excesso de peso e a prática regular de exercícios físicos são as principais mudanças a serem feitas.

Para tanto, é necessário controlar o consumo de carboidratos da dieta, como açúcares, doces, refrigerantes, pães, massas, tubérculos (batata, mandioca, mandioquinha, cará, inhame), cereais (arroz, milho) e farinhas em geral, pois o excesso que não foi utilizado para fornecer energia será transformado em triglicérides.

É preciso também controlar o consumo de gorduras evitando as do tipo saturada, bem como frituras e outros alimentos gordurosos, além de evitar qualquer tipo de bebida alcoólica!

DIABETE MELITO

O tratamento do diabete melito envolve quatro aspectos fundamentais:

1. Controle alimentar.
2. Prática regular de atividade física.
3. Controle do estresse.
4. Terapia medicamentosa.

O principal objetivo do controle alimentar é manter a glicemia (açúcar no sangue) em concentrações consideradas normais, evitando tanto a hipoglicemia (baixa quantidade de açúcar no sangue) quanto a hiperglicemia (alta quantidade de açúcar no sangue).

Para alcançar esse objetivo, é necessário seguir um plano alimentar saudável. Este plano deve incluir o fracionamento adequado das refeições (5 a 6 refeições ao dia) a fim de evitar longos períodos de jejum. O consumo de alimentos fontes de carboidratos deve ser moderado dando preferência aos ricos em fibras alimentares (cereais e pães integrais) e não aos ricos em açúcares (doces, refrigerantes, açúcar refinado e mel). O plano ainda deve incluir:

– 3 a 4 porções diárias de frutas.
– 4 a 5 porções diárias de verduras e legumes.
– 3 porções diárias de leite e derivados desnatados.

- 1 a 2 porções diárias de feijões e seus substitutos.
- 2 porções diárias de carnes magras.

Devemos lembrar que os carboidratos são as principais fontes de energia para o nosso organismo e, por isso, deve-se consumir somente um alimento fonte deste nutriente a cada refeição principal (café da manhã, almoço e jantar). Por exemplo: se no almoço tiver arroz e batata, escolha um deles para compor o prato. Conhecer os alimentos que fazem parte deste grupo (veja a Pirâmide dos Alimentos no Capítulo 6) é de fundamental importância para que você não deixe de consumi-los sem necessidade ou acabe abusando nas quantidades consumidas.

Para as refeições intermediárias (lanche da manhã, da tarde e da noite) deve-se dar preferência às frutas e laticínios magros.

O diabético pode utilizar o açúcar comum (sacarose), desde que sua glicemia esteja controlada e sob orientação do médico ou do nutricionista. Quanto ao uso de adoçantes dietéticos, é importante conhecer as características de cada um, pois existem vários tipos: esteviosídeo, acessulfame-k, aspartame, ciclamato de sódio, sacarina sódica, sucralose e frutose[15]. Dentre esses, especial atenção deve ser dada à frutose que, em quantidade excessiva, pode provocar o aumento dos triglicérides no sangue.

- *Frutose:* é o açúcar presente nas frutas; em pequenas quantidades não provoca alterações significativas na glicemia. Tem poder adoçante maior que a sacarose, porém em altas quantidades podem aumentar o risco de hipertrigliceridemia e, consequentemente, aumentar as lipoproteínas de muita baixa densidade e o colesterol em pessoas com predisposição às dislipidemias. Um grama de frutose fornece 4 calorias. Os produtos encontrados no mercado à base de frutose são "Frutak"®, "Frutose"®.
- *Sorbitol, manitol, xilitol:* quimicamente são alcoóis derivados de amido hidrolisado (polióis), que produzem uma menor elevação da glicemia quando comparados à sacarose e outros

carboidratos. Podem fornecer de 1,6 a 2,6 calorias por grama. Geralmente são utilizados industrialmente na fabricação de geleias, misturas para bolos, biscoitos, gomas de mascar, balas, chocolates etc. Quando consumidos em quantidades excessivas, podem causar diarreia. O produto é encontrado no mercado à base de sorbitol é "Holda"®.

- *Sacarina sódica:* apresenta um poder adoçante 300 vezes maior que a sacarose, porém em altas concentrações deixa um sabor residual amargo. A ingestão diária aceitável é de 5,0 mg/kg peso/dia; é de baixo custo e é estável em altas temperaturas, podendo ser utilizada em preparações dietéticas levadas ao fogo. As pessoas hipertensas devem consumi-la em quantidades moderadas, uma vez que geralmente encontra-se associada ao sódio. Os produtos encontrados no mercado são "Adocyl"® líquido, "Assugrin"®, "Cristaldiet"®, "Dietil"®, "Doce Menor"®, "Docyline"®, "Sucaryl"®, "Sucrete"®, "Sweet"®, "Sweetline"®, "Tal & Qual"®, "Zero-cal"® líquido.

- *Ciclamato de sódio:* é 30 vezes mais doce que a sacarose. Geralmente vem associado com a sacarina. Os produtos disponíveis no mercado são os mesmos que contêm sacarina. A ingestão diária aceitável corresponde a 11 mg/Kg de peso corpóreo.

- *Aspartame:* é composto por dois aminoácidos: o ácido aspártico e a fenilalanina, que apresenta poder adoçante 220 vezes maior que a sacarose. Fornece 4 calorias/grama e a ingestão diária aceitável é 40 mg/kg peso/dia. É instável às altas temperaturas sendo impróprio para preparações culinárias que necessitem ir ao fogo. Os produtos encontrados no mercado são "Aspasweet"®, "Finn"®, "Zero-cal"® pó, "Gold"®.

- *Acessulfame-K:* é um adoçante sintético produzido com base em um ácido da família do ácido acético, que apresenta poder adoçante 200 vezes maior que a sacarose e é estável às altas temperaturas podendo ser utilizado em preparações culinárias. Em grandes quantidades pode deixar um leve sabor residual amargo. A ingestão diária aceitável é de 15 mg/kg peso/dia. O produto encontrado no mercado é "Linea"®.

- *Esteviosídeo:* é proveniente de uma planta, a *Stevia rebaudiana*, nativa do Paraguai. Apresenta poder adoçante 300 vezes maior que a sacarose, não contém calorias e é estável a altas temperaturas, podendo ser utilizado em preparações culinárias. Deixa um sabor residual amargo de mentol, que diminui com a pureza do produto. A ingestão diária aceitável é de 5,5 mg/kg peso/dia. Os produtos encontrados no mercado são "Docévia"®, "Stévia"®.
- *Sucralose:* é produzido com base na cana de açúcar, apresenta poder adoçante 600 vezes maior que a sacarose e é estável às altas temperaturas. A ingestão diária aceitável é de 15 mg/kg de peso/dia. O produto encontrado no mercado é "Linea"®, "New Sugar".

Existem alguns adoçantes que contêm açúcar e adoçante dietético, como por exemplo, o adoçante "Mid Sugar"®, o açúcar *light* da "Doce menor"®, "Lider"®, "Lowçucar"®, "Magro"®, "RAR"® e "União"® e, portanto, poderão ser usados somente mediante consulta ao nutricionista.

Na Tabela 5.12 há alguns adoçantes dietéticos disponíveis no mercado, bem como seus respectivos edulcorantes, a equivalência em sacarose e o valor calórico.[15]

Além disso, existem no mercado os alimentos chamados "diet" ou "zero" e "*light*". Os termos "diet" ou "zero" e "*light*" não são sinônimos e é importante entender os seus significados para que a escolha do alimento seja correta.

Os produtos "diet" ou "zero" são alimentos manipulados dos quais são retirados nutrientes para atender a uma necessidade específica. Os destinados aos diabéticos são isentos de açúcar ou podem conter pequena quantidade de acordo com o permitido pela legislação. É importante lembrar que mesmo sendo "diet", o alimento contém calorias, muitas vezes até mais do que um produto similar normal. Por exemplo, o chocolate "diet" para diabético pode não conter açúcar, porém contém gorduras, proteínas e calorias em quantidades até maiores do que um chocolate comum. Se o indivíduo diabético for obeso, o consumo de chocolate, mesmo "diet", pode não ser indicado.

TABELA 5.12
Adoçantes dietéticos disponíveis no mercado com os respectivos edulcorantes, equivalentes de sacarose e valor calórico

Nome comercial	Edulcorante	Equivalente a 2 colheres (chá) de sacarose e respectivo valor calórico
Adocyl® (líquido)	Ciclamato de sódio, ciclamato de cálcio e sacarina sódica	8 gotas = 0 calorias
Adocyl® (pó)	Ciclamato de sódio e sacarina sódica	1 envelope = 2,44 calorias
Aspasweet® (comprimido)	Aspartame	1 comprimido = 0,3 calorias
Aspasweet® (pó)	Aspartame	1 envelope = 3 calorias
Assugrin® (líquido)	Ciclamato de sódio e sacarina sódica	8 gotas = 0 calorias
Assugrin® (pó)	Ciclamato de sódio e sacarina sódica	1 envelope = 3 calorias
Cristal diet® (pó)	Aspartame	1 envelope = 4 calorias
Dietil® (líquido)	Ciclamato de sódio, sacarina sódica e sorbitol	10 gotas = 0,6 calorias
Docylow® (líquido)	Aspartame e sorbitol	10 gotas = 0,8 calorias
Docylow® (pó)	Aspartame	1 envelope = 4 calorias
Doce menor® (líquido)	Ciclamato de sódio e sacarina sódica	8 gotas = 0 calorias
Doce menor® (pó)	Ciclamato de sódio e sacarina sódica	1 envelope = 3 calorias
Finn® (comprimido)	Aspartame	1 comprimido = 0,07 calorias
Finn® (líquido)	Aspartame	10 gotas = 1 caloria
Finn® (pó)	Aspartame	1 envelope = 4 calorias
Frutak® (pó)	Frutose e ciclamato de sódio	1 envelope = 4,55 calorias
Frutose® (pó)	Frutose	1 envelope = 4 calorias
Frutose gerbeaud® (pó)	Frutose	1 envelope = 4 calorias
Frutose slim® (pó)	Frutose	1 envelope = 4 calorias
Gold® (líquido)	Aspartame e sorbitol	10 gotas = 1 caloria
Gold® (pó)	Aspartame	1 envelope = 3,18 calorias

TABELA 5.12 (cont.)

Adoçantes dietéticos disponíveis no mercado com os respectivos edulcorantes, equivalentes de sacarose e valor calórico

Nome comercial	Edulcorante	Equivalente a 2 colheres (chá) de sacarose e respectivo valor calórico
Goodlight® (pó)	Ciclamato de sódio, sacarina sódica e esteviosídeo	1 envelope = 3,8 calorias
Holda® (líquido)	Sorbitol	8 gotas = 0,08 calorias
Línea® (pó)	Sucralose e Acesulfame-K	1 envelope = 3 calorias
Línea® (líquido)	Sucralose e Acesulfame-K	3 gotas = 0 calorias
Sucaryl® (comprimido)	Ciclamato de sódio, e sacarina sódica	1 comprimido = 0,01 calorias
Sucaryl® (líquido)	Ciclamato de sódio e sacarina sódica	8 gotas = 0 calorias
Sucaryl® (pó)	Ciclamato de sódio e sacarina sódica	1 envelope = 1,7 calorias
Stevita® (líquido)	Esteviosídeo	8 gotas = 0 calorias
Stevita® (pó)	Esteviosídeo	1 envelope = 0 calorias
Sweet'N Low® (pó)	Aspartame	1 envelope = 0 calorias
Taeq® (pó)	Aspartame	1 envelope = 0 calorias
Tal & Qual® (pó)	Ciclamato de sódio e sacarina sódica	2 colheres de chá = 3,65 calorias
Zero-cal® (comprimido)	Aspartame	1 comprimido = 0,3 calorias
Zero-cal® (líquido) Frasco branco	Aspartame	8 gotas = 0 calorias
Zero-cal® (líquido) Frasco transparente	Ciclamato de sódio e sacarina sódica	10 gotas = 1,3 calorias
Zero-cal® (pó)	Aspartame	1 envelope = 3,2 calorias

Pesquisa de mercado realizada em supermercados de São Paulo (SP) e nos sites dos fabricantes de adoçantes dietéticos em dezembro de 2008.

Por outro lado, os alimentos "*light*" são aqueles que tiveram o teor de algum nutriente ou substância reduzido. Portanto, um alimento classificado como "*light*" não é adequado para uma dieta que necessita restrição total de açúcar.

O hábito de consultar o rótulo deve ser incorporado no dia-a-dia do diabético.

Veja, na Tabela 5.13, um exemplo de cardápio para controle do diabetes.

TABELA 5.13

Cardápio saudável para quem tem diabete melito

Refeição	Alimento	Quantidades
Café da manhã	Café com leite desnatado sem açúcar	1 xícara de chá
	Pão integral	2 fatias
	Queijo magro	1 fatia
	Mamão papaia	½ unidade
Lanche da manhã	Maçã	1 unidade
Almoço	Salada de rúcula	1 prato de sobremesa
	Arroz integral	4 colheres de sopa
	Feijão	4 colheres de sopa
	Bife grelhado	1 bife médio
	Abobrinha refogada	3 colheres de sopa
	Laranja	1 unidade
Lanche da tarde	Chá sem açúcar	1 xícara de chá
	Biscoito de água e sal	2 unidades
Jantar	Salada de cenoura ralada	3 colheres de sopa
	Grão de bico	2 colheres de sopa
	Arroz integral	4 colheres de sopa
	Frango assado	1 filé de peito sem pele
	Brócolis alho e óleo	2 ramos grandes
	Abacaxi	1 fatia média
Lanche da noite	Leite desnatado sem açúcar	1 xícara de chá
	Biscoito de água e sal	2 unidades

OBESIDADE

A forma mais simples e rápida de verificar se a pessoa está acima do peso é o cálculo do Índice de Massa Corpórea (IMC), que é obtido dividindo-se o peso (em kg) pelo valor da altura (em metros) ao quadrado (Peso $\div$ Altura^2). Valores entre 18,5 e 24,9 kg/m^2 são considerados adequados para adultos na faixa etária de 18 a 65 anos de idade.

A classificação do IMC, segundo a Organização Mundial da Saúde (1997)[16], encontra-se na Tabela 5.14.

TABELA 5.14
Classificação do índice de massa corpórea (IMC)[16]

IMC (Kg/m²)	Classificação do estado nutricional
<18,5	Baixo peso
18,5 – 24,9	Eutrofia
25,0 – 29,9	Pré-obesidade
30,0 – 34,9	Obesidade grau I
35,0 – 39,9	Obesidade grau II
≥ 40,0	Obesidade grau III

Além do IMC, é importante identificar onde ocorre o maior acúmulo de gordura corporal. Para isso, pode ser utilizada a medida da circunferência da cintura, pois como citado no Capítulo 2, esta gordura abdominal está fortemente relacionada com o desenvolvimento das doenças cardiovasculares. Os critérios para verificação da gordura abdominal encontram-se na Tabela 5.15.

TABELA 5.15
Classificação da circunferência da cintura[16]

Gênero	Normal	Risco Moderado	Alto Risco
Masculino	< 94 cm	94 a 102 cm	> 102 cm
Feminino	< 80 cm	80 a 88 cm	> 88 cm

A obesidade pode ter várias causas, mas está sempre relacionada à quantidade e/ou à qualidade dos alimentos ingeridos.

Nem sempre um obeso consome quantidades excessivas de alimentos, mas faz escolhas inadequadas ou vice-versa, escolhe alimentos saudáveis, porém abusa em suas quantidades!

O tratamento da obesidade compreende a adoção de hábitos alimentares saudáveis e a prática regular de atividade física.

Sendo assim, para emagrecer é necessário:

- Reduzir as quantidades dos alimentos.
- Selecionar os alimentos adequadamente e substituí-los corretamente nas diversas situações (festas, viagens, trabalho, restaurantes).
- Evitar longos períodos de jejum.
- Mastigar bem os alimentos.
- Não combinar a alimentação com outras atividades como ler ou assistir televisão.

A redução de peso depende das características individuais, mas de qualquer forma deve ser obtida aos poucos.

A quantidade necessária de energia varia de pessoa para pessoa, de acordo com a idade, sexo, altura e atividade física, mas esquemas alimentares muito restritivos devem ser evitados, pois não colaboram para que as mudanças de comportamento sejam duradouras, além de serem de difícil seguimento a longo prazo e estarem associados ao fracasso do tratamento. É importante lembrar, também, que todos os alimentos contêm calorias como exemplificado na Tabela 5.16. Os valores calóricos variam de tabela para tabela. Para saber a composição de mais alimentos, consulte a tabela brasileira nos sites: http://www.fcf.usp.br/tabela/ e http://www.unicamp.br/nepa/taco/, que contêm além do valor calórico, outros nutrientes.

Outro exemplo de esquema alimentar inadequado se refere às dietas da moda, que supervalorizam determinados alimentos em comparação aos outros, prometem resultados milagrosos e imediatos, mas não têm como objetivos as mudanças de hábitos alimentares em longo prazo.

Cada indivíduo tem uma necessidade calórica, portanto é aconselhável que se procure sempre um nutricionista.

Como exemplo, elaboramos um cardápio com 1.200, 1.500 e 1.800 calorias que se encontra na Tabela 5.17.

TABELA 5.16
Valor calórico de alguns alimentos

Alimento	Quantidade	Gramas	Calorias
Bala	1 unidade	5	20
Bala dietética	1 unidade	5	8
Banana nanica	1 unidade média	80	75
Bolacha água e sal	1 unidade	7	28
Bolacha doce recheada	1 unidade	14	57
Bolo simples	1 fatia média	60	263
Brigadeiro	1 unidade média	15	60
Cheeseburger	1 unidade média	115	294
Chocolate	1 barra	30	170
Chocolate dietético	1 barra	30	162
Cocada	1 unidade média	70	405
Coxinha	1 unidade média	80	335
Feijoada	1 concha média	225	347
Laranja pêra	1 unidade média	170	63
Lasanha	1 porção média	190	397
Leite desnatado	1 copo	200	60
Leite integral	1 copo	200	114
Maçã	1 unidade média	150	84
Macarronada	1 prato raso	200	248
Melancia	1 fatia média	200	66
Pão integral	1 fatia	25	82
Pastel	1 unidade grande	70	184
Peixe ensopado	1 porção média	100	148
Pizza de mussarela	1 fatia média	120	334
Refrigerante dietético	1 lata	350	1,5
Refrigerante normal	1 lata	350	140
Rosbife	1 porção média	100	203
Sorvete de massa	1 bola média	80	153
Tomate	1 unidade média	50	10
Torrada	2 unidades	20	80

TABELA 5.17

Exemplo de cardápio com 1.200, 1.500 e 1.800 calorias

Café da manhã	1.200 Kcal	1.500 Kcal	1.800 Kcal
Café com leite desnatado sem açúcar	1 xícara (chá)	1 xícara (chá)	1 xícara (chá)
Pão francês	½ unidade	1 unidade	1 unidade
Margarina cremosa	1 colher (chá)	1 colher (chá)	1 colher (chá)
Mamão papaia	½ unidade	½ unidade	1 unidade
Almoço			
Salada de agrião	1 prato (sobremesa)	1 prato (sobremesa)	1 prato (sobremesa)
Arroz	2 colheres (sopa)	3 colheres (sopa)	4 colheres (sopa)
Feijão	1 colher (sopa)	3 colheres (sopa)	4 colheres (sopa)
Rosbife	1 porção média	1 porção média	1 porção média
Cenoura refogada	3 colheres (sopa)	3 colheres (sopa)	3 colheres (sopa)
Kiwi	1 unidade	1 unidade	1 unidade
Azeite de oliva (para a salada)	2 colheres (café)	2 colheres (café)	2 colheres (café)
Lanche da tarde			
Café com leite desnatado sem açúcar	1 xícara (chá)	1 xícara (chá)	1 xícara (chá)
Pão francês	½ unidade	1 unidade	1 unidade
Margarina cremosa	1 colher (chá)	1 colher (chá)	1 colher (chá)
Jantar			
Salada de escarola	2 pires (chá)	2 pires (chá)	2 pires (chá)
Purê de batata	1 colher (sopa)	2 colheres (sopa)	3 colheres (sopa)
Ervilha fresca no vapor	1 colher (sopa)	2 colheres (sopa)	4 colheres (sopa)
Peixe ensopado	1 porção média	1 porção média	1 porção média
Laranja	1 unidade	1 unidade	1 unidade
Azeite de oliva (para a salada)	2 colheres (café)	2 colheres (café)	4 colheres (café)
Lanche da noite			
Leite desnatado sem açúcar	1 xícara (chá)	1 xícara (chá)	1 xícara (chá)

Para que os hábitos saudáveis sejam incorporados na sua rotina é necessário força de vontade, disciplina e determinação. Não existem alimentos bons e maus, mas sim hábitos alimentares bons e maus, ou seja, não existem alimentos milagrosos que curam doenças, existem escolhas saudáveis!

REFERÊNCIAS BIBLIOGRÁFICAS

1. Sociedade Brasileira de Cardiologia. IV Diretriz Brasileira sobre Dislipidemias e Prevenção da Aterosclerose. Departamento de Aterosclerose da Sociedade Brasileira de Cardiologia. Arq Bras Cardiol 2007; 88 (Supl I).
2. Sociedade Brasileira de Hipertensão, Sociedade Brasileira de Cardiologia e Sociedade Brasileira de Nefrologia. V Diretrizes Brasileiras de Hipertensão Arterial. Arq Bras Cardiol 2007; 89(3):e24-e79.
3. Ministério da Saúde – Agência Nacional de Vigilância Sanitária. Rotulagem nutricional obrigatória. Manual de orientação aos consumidores, 2001.
4. Report of a Joint WHO/FAO Expert Consultation. Diet, nutrition and the prevention on chronic diseases, 2003.
5. Guia alimentar para a população brasileira: Promovendo a alimentação saudável /Ministério da Saúde, Secretaria de Atenção à Saúde, Coordenação-Geral da Política de Alimentação e Nutrição – Brasília: Ministério da Saúde, 2005.
6. Appel LJ, Moore TJ, Obarzanek E, Vollmer WM, Svetkey LP, Sacks FM et al. A clinical trial of the effects of dietary patterns on blood pressure. DASH COLLABORATIVE RESEARCH GROUP. N Engl J Med 1997; 336(16),1117-24.
7. Sacks FM, Svetkey LP, Vollmer WM, Appel LJ, Bray GA, Harsha D et al. Effects on blood pressure of reduced dietary sodium and the Dietary Approaches to Stop Hypertension (DASH) diet. N Engl J Med 2001; 344 (1):3-10.
8. Denke MA. Clinical Cardiology: Physician Update – Dietary Prescriptions to Control Dyslipidemias. Circulation 2002; 105:132-5.
9. Kok FJ. Atherosclerosis epidemiological studies on the health effects of a Mediterranean diet. Eur J Nutr 2004; 43(Suppl1):I2-5.
10. Cardoso SMG, Pinto WJ, Reyes FGR, Areas MA. Hipercolesterolemia e produção de radicais livres: efeitos protetores das fibras alimentares. Nutriture 2006; 31(2):123-34.
11. Araújo RAC, Araújo WMC. Fibras alimentares. Rev Bras Nutr Clin 1998; 13(3):201-9.
12. Universidade de São Paulo. Faculdade de Ciências Farmacêuticas. Departamento de Alimentos e Nutrição Experimental/BRASILFOODS (1998). Tabela Brasileira de Composição de Alimentos – USP. Versão 5.0. Disponível em: http://www.fcf.usp.br/tabela. Acesso em: 24.12.2008.
13. Block G, Gillespie C, Rosenbaum EH, Jenson C. A rapid food screener to assess fat and fruit and vegetable intake. Am J Prev Med 2000; 18(4):284-8.
14. American Dietetic Association. Position of the American Dietetic Association: Functional foods. J Am Diet Assoc 2004; 104(5):814-26.
15. Nakasato M, Isosaki M, Vieira LP. Consumo de adoçantes dietéticos em relação a ingestão diária aceitável. Suplemento da Revista da Sociedade de Cardiologia do Estado de São Paulo 1999; 9:4-16.
16. World Health Organization. WHO Obesity – Preventing and managing the global epidemic. Report of WHO Consultation on Obesity. Geneva 1997; p. 7-16.

6. Como deve ser uma Alimentação Equilibrada

Bianca Masuchelli Chimenti
Kátia Iared Sebastião
Aparecida de Oliveira

SAÚDE E QUALIDADE DE VIDA

Hoje existe o conceito de que a saúde está relacionada com o modo de viver das pessoas, ao contrário do que se acreditava antigamente de que a saúde dependia apenas da determinação genética e biológica (Buss, 2000)[1].

Observa-se, na população mundial, crescente aumento das chamadas doenças crônicas não-transmissíveis (como obesidade, diabetes, hipertensão arterial, acidentes cérebro-vasculares, cânceres, doenças cardíacas), as quais poderiam ser evitadas com práticas e comportamentos saudáveis (CGPAN, 2004)[2].

Um estilo de vida saudável pode ser alcançado por dois "caminhos":

1) Inibir as práticas prejudiciais à saúde: fumar e consumir bebidas alcoólicas.

2) Praticar atividade física regularmente e ter uma alimentação saudável (CGPAN, 2004)[2].

PRINCÍPIOS DE UMA ALIMENTAÇÃO SAUDÁVEL

A alimentação saudável é a combinação de comportamentos alimentares adequados e a ingestão suficiente dos nutrientes para que seja possível (CGPAN, 2004)[2]:

– A promoção da saúde.
– A prevenção de deficiências nutricionais, como desnutrição e deficiência de vitaminas e minerais.
– Reforçar a resistência do organismo a infecções.
– Reduzir o aparecimento de doenças crônicas.

A escolha "do quê" e "do quanto" comer não é uma decisão simples, uma vez que pode ser influenciada pelas preferências, hábitos familiares e culturais, significados emocionais, custo dos alimentos etc (CGPAN, 2004[2]; Dutra de Oliveira & Marchini, 1998[3]).

Alguns princípios são importantes para uma alimentação saudável (CGPAN, 2004[2]; Dutra de Oliveira & Marchini, 1998[3]):

– Variedade: não existe nenhum alimento completo que forneça todos os nutrientes, portanto quanto mais variada for a sua alimentação, melhor será.
– Moderação: não existem alimentos considerados bons ou ruins, qualquer alimento pode ser consumido em uma alimentação saudável. Porém, é importante saber que certos alimentos devem ser consumidos em menor quantidade e frequência.
– Fracionamento das refeições: para realizar todas suas funções de maneira adequada, o organismo precisa receber os nutrientes ao longo do dia em intervalos regulares para serem bem utilizados. Para tanto, recomenda-se a realização de café da manhã, almoço e jantar e pelo menos dois lanches intermediários, como por exemplo, o lanche da manhã e lanche da tarde. O lanche da noite é importante principalmente, para quem costuma dormir tarde ou é diabético (Dutra de Oliveira & Marchini, 1998)[3].

Alimentos e nutrientes: fontes e funções
– Os alimentos contêm substâncias químicas indispensáveis ao ser humano, chamadas de nutrientes, que desenvolvem funções específicas no nosso organismo. Os nutrientes são: carboidratos, proteínas, gorduras, vitaminas, minerais, fibras alimentares e a água (Dutra de Oliveira & Marchini, 1998)[3].

Carboidrato

É o principal nutriente fornecedor de energia para o organismo, preferencialmente para o sistema nervoso e células vermelhas do sangue (Dutra de Oliveira & Marchini, 1998)[3]. Os carboidratos podem ser divididos em simples e complexos. Os carboidratos simples, ou açúcares, são moléculas pequenas que rapidamente são absorvidas e utilizadas pelo organismo, ao contrário dos carboidratos complexos, como, por exemplo, o amido, que possuem estrutura maior. Os exemplos dos alimentos de cada grupo, com as respectivas funções no organismo, podem ser vistos na Tabela 6.1.

TABELA 6.1
Carboidratos: tipos, alimentos fonte e funções[3]

Nutriente	Alimentos-fonte	Função
Carboidratos complexos	Cereais (arroz, trigo, cevada, aveia), pães, torradas, tubérculos (mandioca, mandioquinha, cará, inhame, batata), massas e farinhas	Principal fonte de energia para o organismo. Fornecem primariamente combustível para cérebro, medula, nervos periféricos e células vermelhas do sangue
Carboidratos simples	Açúcar, mel, melado e rapadura	

Proteína

A proteína fornece aminoácidos para a construção e manutenção dos tecidos, formam enzimas, hormônios e células de defesa (Dutra de Oliveira & Marchini, 1998)[3].

Pode ser encontrada em alimentos de origem animal e de origem vegetal, conforme mostra a Tabela 6.2.

TABELA 6.2
Proteínas: tipos, funções e alimentos fonte[3]

Nutriente	Alimentos-fonte	Função
Proteínas animais	Leite, queijos, iogurte	Apresentam funções estruturais (na formação de tecidos, hormônios e enzimas), reguladoras, de defesa e de transporte
	Carne bovina, carne de frango, peixe, ovos	
Proteínas vegetais	Leguminosas (feijões, ervilha, lentilha, grão de bico, soja, fava)	

Gordura

A gordura fornece ao organismo ácidos graxos essenciais e transportam vitaminas lipossolúveis como a vitamina A, D, E e K, além de ser a principal fonte de energia armazenada do nosso corpo (Dutra de Oliveira & Marchini, 1998)[3].

Sua origem pode ser animal ou vegetal, e os alimentos pertencentes a cada grupo podem ser vistos na Tabela 6.3.

TABELA 6.3
Gorduras: tipos, alimentos fonte e funções[3]

Nutriente	Alimentos-fonte	Função
Gordura animal	Manteiga, creme de leite, banha de porco, torresmo, toucinho	Apresentam funções energéticas, estruturais e hormonais no organismo, além de realizar o transporte de vitaminas lipossolúveis (A, D, E,K)
Gordura vegetal	Óleo de soja, milho, canola, girassol, dendê, azeite de oliva, gordura vegetal hidrogenada e margarinas	

Vitaminas e minerais

As vitaminas e minerais são nutrientes necessários em pequenas quantidades, mas são essenciais para a manutenção da normalidade do funcionamento das células (Dutra de Oliveira & Marchini, 1998)[3].

Os alimentos que contêm estes nutrientes, com as respectivas funções no organismo, podem ser vistos na Tabela 6.4.

TABELA 6.4
Vitaminas e minerais: tipos, alimentos fonte e funções[3]

Nutriente	Alimentos-fonte	Função
Vitaminas e minerais	Frutas *in natura* e desidratadas, verduras e legumes.	São necessários para manutenção da normalidade do funcionamento das células

Fibras alimentares

As fibras alimentares são carboidratos complexos, não absorvidos pelo intestino, e regulam a função gastrointestinal. Sua classificação varia de acordo com a solubilidade em água, sendo solúveis ou insolúveis, segundo a Sociedade Brasileira de Cardiologia (2007)[4]. As fibras alimentares solúveis e insolúveis podem ser vistas na Tabela 6.5.

TABELA 6.5
Fibras alimentares: tipos, alimentos fonte e funções[4]

Nutriente	Alimentos-fonte	Função
Fibra alimentar solúvel	Frutas, aveia, cevada e leguminosas (feijão, grão de bico, lentilha, ervilha, soja e fava)	Retarda o esvaziamento gástrico, o trânsito intestinal, a absorção de glicose e ajuda na eliminação do colesterol
Fibra alimentar insolúvel	Trigo, grãos e hortaliças	Contribui para o aumento da saciedade, auxiliando na redução da ingestão calórica, acelera o trânsito intestinal, aumenta o bolo fecal, retarda a quebra do amido e a absorção de glicose

Água

Nutriente importante que compõe mais da metade do peso corporal e participa de várias reações do organismo. Estima-se que nossa perda diária de água seja de dois litros, por isso a importância da reposição de líquidos, tanto com água (filtrada, fervida ou mineral) quanto com alimentos líquidos ou que a contenham como leite, chá, sucos e frutas (Dutra de Oliveira & Marchini, 1998)[3].

PIRÂMIDE DOS ALIMENTOS

Uma forma prática para auxiliar na escolha certa de uma alimentação saudável no dia a dia, é a utilização da Pirâmide dos Alimentos (Fig. 6.1)[5].

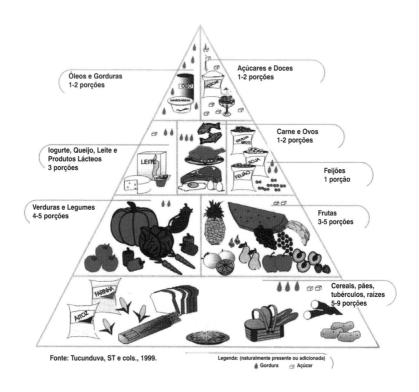

Fig. 6.1 – Pirâmide alimentar brasileira[5].

A pirâmide alimentar brasileira foi adaptada da pirâmide americana por Philippi et al. (1999)[5], com alimentos do hábito de nossa população. Os alimentos são divididos em 8 grupos:
1. Pães, cereais, raízes e tubérculos: fontes de carboidratos.
2. Hortaliças (todas as verduras e legumes): fontes de vitaminas, minerais e fibras alimentares.

3. Frutas: fontes de vitaminas, minerais e fibras alimentares.
4. Carnes, ovos, miúdos e vísceras: fontes de proteína animal e ferro.
5. Leite e derivados: fontes de proteína animal e cálcio.
6. Leguminosas: fontes de proteína vegetal, ferro e fibras alimentares.
7. Óleos e gorduras: fontes de gorduras.
8. Açúcares e doces: fontes de carboidratos simples.

Na pirâmide, os alimentos são apresentados em porções. Entende-se por porção a quantidade de alimento em sua forma de consumo usual (como unidade, colher, fatia) ou em gramas.

A quantidade de consumo recomendada é demonstrada na pirâmide para cada grupo alimentar em porções variáveis, que devem ser estabelecidas de acordo com as necessidades de cada pessoa (Philippi et al., 1999)[5].

A seguir, sugestões de distribuição e quantidades dos alimentos saudáveis nas refeições diárias, conforme os grupos da pirâmide dos alimentos.

Grupo 1: Pães, cereais, raízes e tubérculos

No café da manhã e lanches podem ser consumidos pães (1 pão francês) ou torradas (6 unidades) ou biscoito *cream cracker* (5 unidades) ou 4 colheres de sopa de cereais integrais (granola, aveia em flocos, farelo de aveia, farelo de trigo, gérmen de trigo, flocos de milho sem açúcar, flocos de arroz, entre outros) na forma de mingau, vitamina, adicionados ao leite, iogurte, coalhada e frutas.

Dar preferência àqueles preparados com farinhas integrais devido à maior quantidade de fibras alimentares, vitaminas e minerais. Podem ser elaborados em casa ou comprados prontos.

No almoço e no jantar, o arroz branco (4 colheres de sopa) pode ser substituído pela mesma quantidade de arroz integral ou outros cereais, como a cevadinha, a quinua ou o milho. Estes podem ser preparados da mesma forma que o arroz, sendo apenas necessário adicionar mais água. O milho pode ser preparado de outras maneiras sem ser na forma de grão, usando-se o fubá do milho no preparo da polenta e como base para sopas.

Os cereais podem ser substituídos pela mesma quantidade de massas, sendo estas, de preferência, também integrais. Para acompanhá-las, preferir os molhos à base de tomates frescos ou outros vegetais, como abobrinha, abóbora vermelha, berinjela e brócolis.

Por sua vez, os tubérculos são versáteis, pois podem ser consumidos cozidos, assados e em forma de purês. Para realçar os sabores das preparações, adicione ervas frescas ou desidratadas (salsinha, cebolinha, manjericão, orégano, alecrim) e azeite de oliva.

As farinhas de trigo e milho no Brasil são fortificadas com ferro e ácido fólico, que ajudam na prevenção da anemia e outras doenças (CGPAN, 2004[2]; Dutra de Oliveira & Marchini, 1998[3]). Tais farinhas podem ser utilizadas no preparo de pães, bolos e tortas. Ainda, a farinha de milho, juntamente à de mandioca, podem ser preparadas na forma de farofa ou cuscuz, e incrementadas com vegetais (cenoura ralada, vagem, abobrinha), ou uva-passa, ameixa desidratada, banana e outras frutas. Além disso, atualmente se encontra com facilidade nos supermercados a farinha de trigo integral e de aveia integral, que podem ser utilizadas em bolos, suflês, tortas, quiches, biscoitos, entre outras preparações, como mais uma alternativa.

Grupo 2: Hortaliças

As verduras e legumes devem ser consumidos diariamente, no almoço e jantar. Procure incluir pelo menos um tipo de verdura (acelga, almeirão, alface, brócolis, repolho, escarola) e outro de legume (cenoura, berinjela, abobrinha, chuchu, beterraba, abóbora) por refeição, podendo ser um dos tipos na forma crua e a outra cozida ou assada. Assim, consegue-se variar os alimentos consumidos no dia a dia. Realize combinações de diferentes hortaliças para a salada, podendo incluir também pedaços de frutas. Por exemplo, cada porção de hortaliça equivale a 1 tomate, 2 colheres de sopa de cenoura crua ralada ou 2 folhas de acelga.

Grupo 3: Frutas

Recomenda-se que não sejam retiradas as cascas destes alimentos, pois é nesta parte que se encontram quantidades significativas de fibras alimentares, vitaminas e minerais.

Dê preferência às frutas frescas (laranja, mamão, maçã, abacaxi, melão, pêra, banana, acerola, etc.) nas refeições, seja no café da manhã e lanches, ou de sobremesa no almoço e jantar. O preparo de sucos naturais também pode ser realizado, mas precisa-se ter mais cuidado, pois na forma de suco a quantidade consumida de frutas costuma ser maior do que quando as frutas são ingeridas *in natura*. Para não exagerar na quantidade de açúcar presente nas frutas (frutose), utilize uma a duas porções de fruta, dilua a polpa do suco em água ou água de coco e evite o acréscimo de açúcar. Por exemplo, uma porção de fruta equivale a 1 banana, 1 rodela de abacaxi, 1 fatia de mamão ou 1 maçã.

Para maior variedade nos lanches, utilize frutas secas como banana, ameixa preta, damasco, abacaxi, sem adição de açúcar. Atentar apenas à quantidade consumida, uma vez que os produtos secos possuem a mesma quantidade de nutrientes e energia quando comparados aos respectivos alimentos *in natura* ou frescos, exceto pelo teor de água que está reduzido.

As geleias não se classificam neste grupo, por conterem grande quantidade de açúcar.

Grupo 4: Carnes e ovos

Preferir as carnes vermelhas magras (patinho, alcatra, lagarto, coxão duro, coxão mole, músculo) e retirar o excesso de gordura aparente das carnes quando ainda cruas. Não há diferença na quantidade e qualidade de nutrientes das carnes "de primeira" e "de segunda", o importante é escolher os cortes com menor quantidade de gordura (CGPAN, 2004)[2]. Com relação às aves, consumir o peito, coxa ou sobrecoxa e retirar a pele antes de serem preparadas. Não se esqueça de incluir os peixes frescos, de água doce ou salgada, no cardápio ao menos duas vezes na semana. No preparo das carnes, deve-se evitar molhos com muita gordura, como é o caso de molho branco, à base de queijos, manteiga e creme de leite. Por exemplo, uma porção média (100 gramas) de carne ou de frango ou de peixe.

Os industrializados derivados de carnes, como hambúrguer, salsicha, linguiça, presunto, mortadela e outros embutidos são ricos em gorduras e sódio, portanto também devem ser evitados.

O ovo deve ser consumido em substituição às carnes. Procure dar preferência ao consumo da clara, pois a gema é rica em colesterol. O ovo pode ser preparado cozido, mexido ou pochê (que consiste em quebrar o ovo em água fervente e cozinhá-lo imerso na água), ou ainda como omelete, incrementada com vegetais, como cebola, salsinha, cebolinha, alho poró, tomate e espinafre.

Grupo 5: Leite e derivados

No café da manhã e nos lanches procure consumir leite desnatado e iogurte desnatado, que podem ser servidos com frutas picadas ou na forma de vitamina. Os queijos magros (ricota, *vernize*, queijo branco *light*, *cottage*), por sua vez, podem ser temperados com um pouco de azeite de oliva, ervas frescas ou desidratadas, ou até mesmo preparados na forma de pasta, misturados com iogurte desnatado. Por exemplo, um copo de leite ou de iogurte desnatado ou uma fatia de queijo magro equivale a uma porção.

Grupo 6: Leguminosas

Além do nosso famoso feijão cozido, é possível variar a apresentação das leguminosas, podendo ser utilizadas em acompanhamentos, saladas ou sopas. Deve-se evitar o acréscimo de ingredientes ricos em gorduras e sódio como o bacon, toucinho e linguiça. Por exemplo, uma porção de 4 colheres de sopa de feijão equivale a 3 colheres de sopa de lentilha ou a 2 colheres de sopa de grão de bico ou soja.

Grupo 7: Óleos e gorduras

As gorduras e óleos conferem sabor às preparações e proporcionam sensação de saciedade (Dutra de Oliveira & Marchini, 1998)[3]. Independente da sua origem, animal ou vegetal, devem ser consumidos com moderação, pois apresentam alto valor energético. Sendo assim, a recomendação é adicionar pequenas quantidades aos alimentos. Escolha formas de preparo que utilizam pouca adição de gordura, como assados, cozidos, ensopados, grelhados e evite as frituras de imersão, como milanesas e empanados (CGPAN, 2004)[2].

As gorduras de origem animal são ricas em gordura saturada, responsável pelo aumento do colesterol sanguíneo. Dê preferência para óleo de soja, milho, canola, girassol para a prática culinária, (Sociedade Brasileira de Cardiologia, 2007)[4].

As gorduras de origem vegetal são excelentes fontes de ácido graxo poliinsaturado e monoinsaturado, que contribuem para a saúde cardiovascular. Para se ter uma ideia da quantidade de consumo de óleo para uma família com quatro pessoas, calcula-se que uma lata de 900 ml seja suficiente para preparar as refeições durante um mês. Se o consumo em sua casa é superior a esta quantidade, procure reduzir a adição de óleo nas preparações (CGPAN, 2004)[2].

O azeite de oliva, que se destaca pela alta concentração de ácido graxo monoinsaturado (CGPAN, 2004)[2], confere um ótimo sabor às preparações. Procure utilizá-lo para temperar saladas, queijos magros e pães. Se possível, adquira o azeite de oliva puro, sem misturas com outros óleos vegetais.

Sugere-se evitar as margarinas tradicionais e outros alimentos que contenham gordura vegetal hidrogenada (sorvetes cremosos, chocolates, pães recheados, molhos industrializados para saladas, biscoitos recheados, sobremesas cremosas, salgadinhos folhados e massas tipo "podre"). São fontes de gordura *trans*, que também aumentam o colesterol sanguíneo e o risco de doenças cardiovasculares (Sociedade Brasileira de Cardiologia, 2007)[4].

Atualmente, a indústria dos alimentos modificou algumas formulações para reduzir o teor de gorduras *trans*, como é o caso da margarina, e pode-se encontrar nos supermercados margarina cremosa *light* isenta de *trans*.

O consumo de gordura do coco (polpa do coco, coco ralado e leite de coco) e o óleo de dendê não são recomendados, por apresentarem maior quantidade de gordura saturada.

Grupo 8: Açúcares e doces

Os açúcares e doces (bolos, sobremesas, doces caseiros, biscoitos doces, refrigerantes) fornecem energia rápida para o corpo e podem estar presentes em uma alimentação saudável, porém, em quantidades reduzidas. Não se deve consumir em excesso, pois contribuem para o aumento do peso e não são alimentos fonte de nutrientes essenciais como vitaminas e minerais.

Composição das refeições

A primeira refeição a ser realizada deve ser o café da manhã. Procure não omiti-lo, pois é uma refeição que repõe o organismo de energia e nutrientes após jejum prolongado, e necessita de um alimento do grupo dos pães e cereais, um do leite e derivados, um das frutas e um das gorduras.

No meio da manhã, se houver intervalo superior a quatro horas até a realização do almoço, programe-se para consumir um pequeno lanche, que deve ser composto, preferencialmente por alimentos do grupo das frutas ou do leite.

O almoço é muito importante, pois se situa no meio do dia. A sua composição deve ser equilibrada e garantir nutrientes em quantidades adequadas para suprir a necessidade do corpo. O ideal é iniciar esta refeição pelas verduras e legumes crus, para evitar o excesso de consumo dos outros alimentos do almoço que são mais calóricos. É importante incluir nessa refeição um alimento do grupo das carnes, um das hortaliças, um das leguminosas, um dos cereais/raízes/tubérculos, um das frutas e um dos óleos.

Assim como no meio da manhã, realizar uma pequena refeição à tarde faz com que o nosso organismo se acostume a receber os alimentos em horários regulares e evita a sensação de fome na hora do jantar.

O jantar pode conter os mesmos componentes do almoço. Ainda é possível variar sua forma de apresentação como, por exemplo: sopas e sanduíches completos, ou seja, com os alimentos dos mesmos grupos alimentares do almoço.

Ainda pode ser realizado um lanche antes de dormir, ajudando a complementar as necessidades de vitaminas, minerais e fibras alimentares.

A ALIMENTAÇÃO FORA DE CASA

Mesmo fora de casa devemos tomar cuidado com a nossa alimentação. Devido ao trabalho, o corre-corre, os inúmeros afazeres, a falta de tempo ou mesmo por dificuldades para preparar a alimentação em casa, optamos por comprar ou realizar as refeições em restaurantes, lanchonetes, bares, padarias ou mesmo em vias públicas. Tomando os devidos cuidados em relação aos aspectos higiênico-sanitários, nutricionalmente é possível fazermos uma alimentação saudável e equilibrada em qualquer local sabendo selecionar os alimentos, ou seja, consumindo alimentos variados baseados na *Pirâmide Alimentar*.

Alguns lembretes ao fazer as refeições fora de casa:
- Saber a composição dos alimentos. Uma forma é ler nos rótulos dos produtos a composição dos ingredientes e as informações nutricionais e perguntar ao garçom sobre os ingredientes utilizados na preparação do prato.

- Substituir o que for necessário como, por exemplo, a batata frita por legumes ou verduras, o refrigerante por sucos naturais, a sobremesa doce por fruta; mas se não resistir ao refrigerante ou a um doce, prefira os *diets* e *lights*.
- Dar preferência às carnes magras, peixes ou frango sem pele, grelhados ou assados.
- Evitar preparações ricas em gorduras, principalmente em gordura saturada como creme de leite, banha, maionese, manteiga e coco.
- Dar preferência aos temperos naturais, como limão, ervas aromáticas, azeite de oliva extra-virgem, sem exagerar na quantidade deste último por conter calorias tanto quanto os demais óleos.
- Evitar porções generosas de alimentos. O nosso organismo não precisa disso. Uma porção de 90 a 120 gramas de carne, por exemplo, são suficientes para que o nosso corpo receba os nutrientes que precisa. A regra é comer pequenas porções de alimentos.
- Evitar também o excesso de sal. Além de tirar o sabor dos alimentos, prejudica a nossa saúde, principalmente se a pessoa já tiver pressão arterial elevada.
- Consumir bebidas alcoólicas com moderação: 1 copo de vinho, 1 garrafa de cerveja ou 1 dose de uísque ou de vodca são mais que suficientes para comemorar sem prejudicar a saúde.
- Evitar permanecer em jejum por períodos prolongados, pois a tendência é exagerar nas quantidades de alimentos na primeira refeição que fizermos. O ideal é fazermos pelo menos três refeições balanceadas ao dia (café da manhã, almoço e jantar). Se sentir muita fome nos intervalos, é melhor escolhermos alimentos dos grupos das frutas ou do leite ou uma barra de cereal.

– Não abdicar dos pratos preferidos, a não ser devido a alguma doença que nos impeça de comer determinados alimentos. Mas convém substituir os ingredientes das receitas para torná-las mais saudáveis e conter o impulso de cometer excessos. Aí é que mora o perigo, o descontrole das quantidades dos alimentos ingeridos.

A SUA ALIMENTAÇÃO É SAUDÁVEL?

Faça a sua autoavaliação utilizando o teste abaixo:

- Escolha a resposta que mais se assemelha ao que você realmente costuma fazer quando se alimenta.
- Escolha somente uma resposta!

1. Quantas frutas ou quantos copos de suco natural você consome por dia?
   Não como fruta e nem bebo suco natural de fruta 💔💔💔
   1 💔
   2 ♥
   3 ♥♥
   4 ou mais ♥♥♥

2. Quantas colheres de sopa de verduras ou legumes você consome por dia?
   Não como verduras ou legumes 💔💔
   1 a 4 colheres de sopa 💔
   5 a 8 colheres de sopa ♥
   9 ou mais colheres de sopa ♥♥♥

3. Quantas vezes por semana você come um destes alimentos: feijão, soja, lentilha, ervilha, grão de bico ou fava?
   Nenhuma vez 💔💔💔
   1 vez 💔
   2 vezes ♥
   3 vezes ♥♥
   4 ou mais vezes ♥♥♥

4. Quantas colheres de sopa de arroz, farinha ou macarrão você come por dia?
Nenhuma ♥♥
1 a 5 colheres de sopa ♥
6 a 10 colheres de sopa ♥♥
11 ou mais colheres de sopa ♥♥♥

5. Quantos pedaços de carne de boi, porco, frango, peixe ou ovos você come por dia?
0 a 1 pedaço ou 1 ovo ♥
2 pedaços ou 2 ovos ♥♥
Mais de 2 pedaços ou mais de 2 ovos ♥♥♥

6. Quando você come carne de boi, você tira a gordura que aparece? E quando come frango, você retira a pele?
Não ♥♥♥
Sim ♥♥
Não como carne vermelha ou frango (nenhum ponto)

7. Pensando nos seguintes alimentos: frituras, linguiças, "frios" como mortadela, presunto, salame, doces, balas e bolos. Você costuma comer qualquer um deles?
Todo dia ♥♥♥♥♥♥
De 4 a 5 vezes por semana ♥♥♥♥
De 2 a 3 vezes por semana ♥♥
Menos que 1 vez por semana ♥♥♥
Menos que 1 vez por mês ♥♥♥♥

8. Qual o tipo de gordura é mais usada na sua casa para cozinhar os alimentos?
Banha animal ou manteiga ♥♥♥
Creme e óleo vegetal como: soja, girassol, milho ou canola ♥♥
Margarina ou gordura vegetal ♥

9. Você costuma colocar mais sal na comida que está no seu prato?
Sim ♥♥
Não ♥♥♥

10. Você costuma trocar o almoço ou o jantar por lanches?
Sim 💔💔
Não 💗💗💗
Às vezes 💔

11. Quantos copos de água você bebe por dia?
Nenhum 💔💔💔
Menos de 1 copo 💔💔
1 a 2 copos 💔
3 a 4 copos 💗
5 a 7 copos 💗💗
8 ou mais 💗💗💗

12. Você costuma tomar bebidas alcoólicas?
Diariamente 💔💔💔💔💔
Semanalmente 💔💔💔
Mensalmente 💔💔
Raramente 💗
Não tomo 💗💗💗💗

VEJA AGORA O RESULTADO!

– Se você marcou mais corações saudáveis, PARABÉNS! Você está no caminho certo para uma alimentação adequada e equilibrada.

– Se a quantidade de corações saudáveis e partidos que você marcou foi igual, veja onde marcou corações partidos e tente fazer aquilo que estiver nas respostas com mais corações saudáveis. Lembre-se: Uma alimentação saudável deve ser bem variada. Além disso, coma tudo com moderação, sem exageros.

– Se você marcou mais corações partidos, a sua alimentação não está equilibrada e, por isso, CUIDADO! Observe se está comendo frituras, álcool, doces e alimentos ricos em gordura e em sal, pois podem prejudicar a sua saúde.

Fonte: Adaptado da cartilha "Como está a sua alimentação" desenvolvida pela Coordenação-Geral da Política de Alimentação e Nutrição do Ministério da Saúde.[6]

A alimentação saudável é muito mais fácil de ser realizada do que se imagina. Adquirindo-se os conceitos adequados sobre o assunto, é possível colocar em prática a teoria, fazendo-se necessários atos comportamentais como disposição, organização e disciplina, premissas essenciais para a obtenção do equilíbrio nutricional. O maior estímulo para seguir tais recomendações e perpetuá-las é o resultado positivo que se traduz em bem-estar e qualidade de vida.

REFERÊNCIAS BIBLIOGRÁFICAS

1. Buss PM. Promoção da saúde e qualidade de vida. Ciência & Saúde Coletiva 2000; 5(1):163-77.
2. [CGPAN] Coordenação-Geral da Política de Alimentação e Nutrição. Guia alimentar para a população brasileira: promovendo a alimentação saudável. Ministério da Saúde, 2004.
3. Dutra-de-Oliveira JE, Marchini JS. Ciências nutricionais. São Paulo: Sarvier, 1998.
4. Sociedade Brasileira de Cardiologia. IV Diretriz Brasileira sobre Dislipidemias e Prevenção da Aterosclerose. Arq Bras Cardiol 2007; (88) Supl I.
5. Philippi ST, Latterza AR, Cruz ATR. Pirâmide alimentar adaptada: guia para escolha dos alimentos. Revista de Nutrição 1999; 12(1):65-80.
6. [CGPAN] Coordenação-Geral da Política de Alimentação e Nutrição. Como está a sua alimentação? Ministério da Saúde, 2002.

7. Cozinha Saudável

Elisabeth Cardoso
Mitsue Isosaki
Adriana Lúcia van-Erven Ávila

PLANEJAMENTO DE UM CARDÁPIO EQUILIBRADO

No planejamento de um cardápio devemos considerar os seguintes itens:

1. Em todas as refeições devem estar presentes alimentos dos 8 grupos da Pirâmide alimentar, constante no Capítulo 6.
2. Combinação de cores para tornar as refeições atraentes pela variedade de cores. Exemplo: arroz + feijão + filé de frango grelhado + salada de rúcula com tomate cereja + laranja.
3. *Consistência dos alimentos:* não usar alimentos com a mesma consistência numa refeição. Exemplo: sopa creme + purê de batata + abobrinha refogada + pudim.
4. *Sabor dos alimentos:* não utilizar sempre os mesmos temperos em todas as refeições.
5. *Tipo de alimento:* não utilizar o mesmo alimento duas vezes ou vários alimentos do mesmo grupo na mesma refeição. Exemplo: sopa de tomate e salada de tomate ou arroz e macarrão.
6. *Forma de preparo:* não utilizar as mesmas formas para preparo dos alimentos numa refeição. Exemplo: bife à milanesa com berinjela à milanesa, salada de legumes cozidos e doce de maçã.

7. *Combinação de pratos:* combinar pratos principais com menor teor de colesterol, por exemplo (como carnes, queijos, ovos), com guarnições e saladas com pouco ou nenhum colesterol.

8. *Custo:* utilizar alimentos da época que são mais baratos e de melhor qualidade e aproveitar os alimentos não convencionais (folhas de cenoura, folhas de beterraba, folhas e talos do brócolis, do agrião etc...).

COZINHA SAUDÁVEL

A opção por uma alimentação mais saudável não depende somente da escolha dos alimentos certos. A forma de prepará-los também é um aspecto importante na aquisição de bons hábitos.

Conforme já vimos anteriormente, a proporção entre os nutrientes que compõem nossa alimentação é a base para o bom aproveitamento dessas substâncias pelo nosso organismo. O equilíbrio entre as quantidades de carboidratos (simples e compostos), proteínas e gorduras (poliinsaturadas, monoinsaturadas e saturadas), além dos teores de fibras (solúveis e insolúveis), vitaminas e sais minerais podem ser alterados pela forma de preparo dos alimentos.

A maioria das pessoas tem predileção por pratos em que predominam as frituras. De fato, a fritura em óleo quente dá palatabilidade ao alimento, modifica a sua textura, tornando-o mais crocante e, portanto, mais atraente. O hábito normalmente é adquirido na infância e, como consequência, vemos um número expressivo de crianças que não se aventuram a experimentar nada além do bife-batata frita. Quando muito, trocam qualquer refeição por um prato de macarrão instantâneo, com tempero industrializado. Isto, aliado à inatividade física, vem se refletindo no aumento da obesidade infantil e, muito provavelmente, no aumento da obesidade na idade adulta.

Um hábito comum nas grandes cidades tem sido a procura por restaurantes que servem refeições no sistema *self service*, onde o preço varia conforme a quantidade consumida. Esta escolha poderia representar uma opção mais saudável, porém alguns minutos de observação denunciam: os clientes normalmente preenchem seus pratos com excesso de carnes, frituras, molhos gordurosos e massas. Quando em casa, a escolha recai, no dia a dia, no mesmo bife-batata frita-maionese, e nas ocasiões especiais, no festival de carnes e gordura (churrasco-maionese). Isso resulta numa total desproporção entre as quantidades de nutrientes: excesso de proteínas, gorduras e de colesterol, e deficiência de fibras alimentares, vitaminas e minerais.

Assim, devemos nos preocupar não só com "o que comer", mas também com "como preparar". São muitas as técnicas que possibilitam preparar uma alimentação saudável e saborosa. E isso deve fazer parte da alimentação da família para que, desde cedo, as crianças se habituem a consumir uma alimentação mais variada e saudável.

Listamos aqui algumas formas de preparar os alimentos para que você possa ter um cardápio mais saudável:

Assar: pode ser no forno ou em churrasqueiras a carvão ou lenha. Desta forma podem ser preparados carnes, legumes, massas, frutas:
- Os alimentos podem ser assados em formas de metal, cerâmica ou vidro refratário ou ainda em invólucro de papel alumínio.
- Alimentos duros ou fibrosos como as carnes devem ser deixados marinando em temperos previamente.
- Alguns alimentos podem ser dourados previamente antes de colocados no forno.

Grelhar: consiste em preparar os alimentos por exposição direta ao calor seco e forte de uma grelha, ou chapa. Utiliza-se uma quantidade mínima de gordura (apenas para não permitir que o alimento "grude" na superfície).

Defumar: usada antigamente para a preservação dos alimentos. Atualmente consiste na exposição do alimento à fumaça obtida de madeiras aromáticas. Qualquer alimento pode ser defumado – peixes, aves, crustáceos, queijos e oleaginosas.

Saltear: passar rapidamente o alimento em uma frigideira quente, em movimentos contínuos. Deve-se utilizar pouca gordura (margarina cremosa, óleo ou azeite):
- Os alimentos devem ser cortados em tamanhos uniformes, pequenos.
- A frigideira com a gordura deve estar bem quente.
- Deve-se saltear pequenas quantidades de cada vez, mantendo a frigideira em constante movimento.
- A frigideira não deve ser coberta.

Fritar: as frituras podem ser com pouca gordura, quando se cozinha rapidamente pequenas porções de alimentos, ou com muita gordura, quando o alimento deve ser imerso em gordura quente. As frituras por imersão geralmente deixam os alimentos mais encharcados de óleo, fazendo com que o consumo de gordura seja elevado. A utilização de frigideiras com revestimento antiaderente permite a fritura em bem pouca gordura. Algumas observações:
- Os alimentos devem estar bem secos antes de colocados para fritar.
- Após a fritura, os alimentos devem ser bem escorridos e colocados em papel absorvente.
- A gordura da fritura deve ser mantida limpa, trocada sempre que necessário.

Empanar: consiste em recobrir alimentos crus ou cozidos em alguma mistura:
- À *doré:* empanar na farinha de trigo, passar no ovo e fritar.
- À milanesa: passar na farinha de trigo, no ovo batido, e em farinha de rosca.

As preparações empanadas geralmente absorvem muito óleo ao serem fritas. Uma boa sugestão é assá-las em forno quente, sem a adição de óleo.

Cozinhar em líquido (à poché): consiste em cozinhar lentamente, sem tampar o recipiente, numa temperatura entre 65ºC e 80ºC (sem ferver). O cozimento pode ser feito em caldos, água e sal ou leite.

Ferver: Cozinhar em líquido, a uma temperatura de 100ºC. Algumas observações:
- Para leguminosas, tubérculos e raízes: iniciar o cozimento em água fria e sem tampa.
- Batatas e leguminosas secas: iniciar o cozimento em água fria e com tampa.
- Massas: iniciar o cozimento em líquido fervendo e sem tampa.

Cozinhar a vapor: consiste em cozinhar no vapor que envolve o alimento. Este método reduz a perda de vitaminas e conserva o valor nutritivo dos alimentos. Pode ser feito sobre uma grelha sobre um líquido em ebulição, em panelas especiais, de pressão ou embrulhados em papel alumínio ou papel manteiga (*en papillotte* ou *al cartocchio*) levados ao forno quente.

Guisar, refogar ou ensopar: Consiste no cozimento em pouco líquido, resultando na formação de um molho.

Banho-maria: Método ideal para alimentos que não podem ir diretamente ao calor forte. O alimento é colocado em um recipiente que, por sua vez, é colocado sobre outro recipiente com água quente ou fervendo, no forno ou sobre outra fonte de calor.

Microondas: O cozimento ocorre por ação de ondas eletromagnéticas. As receitas devem ser adaptadas ao microondas, pois nem todos os alimentos apresentam resultados satisfatórios quando submetidos a este equipamento.

RECEITAS SAUDÁVEIS E SABOROSAS

Na maioria das vezes quando pensamos em uma receita saudável não conseguimos associar com algo saboroso. Erroneamente, algumas pessoas imaginam que para ser saudável, um prato deva ser insosso, monótono e até desagradável. É verdade que a maioria de nós teve o paladar educado com frituras, molhos gordurosos, grandes porções de carnes untadas em gordura, e realmente essas características não combinam com um prato saudável. Porém, podemos muito bem desfrutar de sabores intensos e combinações agradáveis sem abrir mão da busca por algo mais saudável e natural. É claro que isso requer, para aqueles que cresceram comendo *hambúrguer e fritas*, um certo grau de vontade para mudar e experimentar.

Até mesmo receitas mais tradicionais podem ser adaptadas para uma versão mais, digamos, *adequada*. Aspectos como modo de preparo, tipo e quantidade de gordura utilizada no preparo, temperos usados e quantidade de sal são importantes aspectos que podem ser mudados com resultado satisfatório. Vejamos como:

Tipo de gordura: A maior parte das receitas que levam manteiga podem ser preparadas com margarina ou creme vegetal *light*. As margarinas duras devem ser evitadas, assim como a gordura hidrogenada, pois possuem gorduras chamadas *trans* que aumentam o colesterol. O uso de azeite é uma excelente opção, pois, além de serem fontes de gorduras monoinsaturadas que têm efeito benéfico na diminuição do colesterol, conferem sabor inigualável ao prato. Entre os óleos vegetais, os de canola, milho, girassol e soja são os mais indicados. O uso de bacon, banha ou creme de leite deve ser evitado. A utilização de substitutos como o creme de leite *light* traz benefícios melhorando a composição da receita. Mas é bom lembrar que mesmo as gorduras saudáveis devem ser usadas com moderação.

Sal: Principalmente para os hipertensos, o sal deve ser usado com todo o cuidado. Evitar o acréscimo de sal em receitas que já contenham algum tipo de conserva que não possa ser substituída, como palmito, atum ou molhos tipo shoyu é um bom começo. Além disso, substituir alguns ingredientes por suas versões *light* pode resultar numa diminuição do colesterol, da gordura saturada, bem como pode ajudar a diminuir o sal. Neste caso como exemplo podemos citar o uso do queijo minas, o parmesão, a mussarela, e o queijo prato, todos do tipo *light*, além da opção por embutidos à base de peru ou frango também *lights*.

Temperos: No Brasil temos uma gama imensa de ervas e condimentos naturais que podem ser encontrados o ano inteiro. A escolha das ervas adequadas pode trazer surpresas agradáveis ao paladar até mesmo para aqueles que não devem consumir sal. Temperos prontos industrializados, principalmente aqueles que contêm sal, além de tornarem monótono o sabor da refeição, são também ricos em sódio e aditivos artificiais. Entre as ervas mais comuns podemos citar:

Coentro: Excelente em pratos à base de peixes e em saladas e outras preparações com grãos (feijões, soja, lentilha, grão de bico, ervilha).

Alecrim: Experimente nas carnes de aves e porco. Delicioso com batata e azeite.

Manjericão, manjerona, orégano fresco: Insubstituíveis nas massas. Ótimos em saladas e molhos de tomate.

Tomilho e segurelha: Enriquecem o sabor das carnes vermelhas e molhos de tomate.

Hortelã: Deliciosa em patês, ricota, coalhada, saladas.

Sálvia: Combina com omeletes, carnes de caça, sopa de tomate.

Endro ou dill: Para os peixes e lombo de porco.

Aipo ou salsão: Saboroso nas sopas, molhos e vegetais refogados. Muito bom para se consumir cru, em saladas e patês.

SUGESTÕES DE CARDÁPIOS

Apresentamos, nas Tabelas 7.1 a 7.5, alguns exemplos de cardápios para o café da manhã, almoço e jantar.

TABELA 7.1
Exemplos de cardápios de café da manhã

Refeição	Segunda	Terça	Quarta	Quinta	Sexta	Sábado	Domingo
Café da manhã	Leite desnatado com café	Iogurte desnatado	Queijo branco	Leite desnatado batido com mamão	Mingau de aveia	Leite desnatado com café	Leite desnatado batido com morango e aveia
	Pão de forma integral com creme vegetal	Granola	Torrada integral	Biscoito integral	-	Pão francês com creme vegetal	-
	Maçã	Banana	Suco de laranja	-	Banana	Mamão papaia	-

TABELA 7.2

Exemplos de cardápios de almoço e jantar

1ª Semana

Refeições	Segunda	Terça	Quarta	Quinta	Sexta	Sábado	Domingo
Almoço	Salada de alface lisa com tomate e pepino	Salada de repolho, cenoura ralada e uva passa	Salada de rúcula com tomate cereja e manga	Salada de chicória	Salada de couve manteiga	Tabule	Salada de alface americana, agrião e beterraba ralada
	Arroz integral	Purê de mandioquinha	Arroz com lentilha	Macarrão integral	Risoto de mussarela de búfala com tomate cereja	Arroz integral com alho-poró	Batata ao forno
	Feijão	Ervilhas com molho	-	Grão de bico	Soja	Feijão	Sopa de lentilhas
	Filé mignon grelhado	Sobrecoxa de frango assada	Berinjela recheada com carne moída	Filé de frango grelhado	Peixe ao forno	Bolo de carne	Peixe com molho de iogurte
	Abobrinha refogada	Escarola cozida	-	Brócolis refogado	Cenoura sautée	Legumes grelhados	Espinafre refogado
	Uva	Ameixa	Laranja	Gelatina	Abacaxi	Goiaba	Sagu com frutas

TABELA 7.2 (cont.)
Exemplos de cardápios de almoço e jantar
1ª Semana

Refeições	Segunda	Terça	Quarta	Quinta	Sexta	Sábado	Domingo
Jantar	Salada de catalônia	Salada de escarola	Salada de brócolis e cenoura	Salada de agrião	Salada de acelga	Salada de alface roxa	Salada de rúcula e tomate cereja
	Polenta com molho ao sugo	Macarrão à bolonhesa	Arroz	Cuscuz com sardinha fresca	Panqueca de frango	Batatas cozidas	-
	Quibe assado	-	Omelete com espinafre	-	-	Salmão grelhado	Torta de frango com cenoura
	Repolho refogado	Vagem e cenoura cozidas	-	Beterraba cozida	Tomates ao forno	Vagem torta refogada	-
	Mexerica	Kiwi	Maçã	Pêssego	Melão	Manga	Mamão

TABELA 7.3

Exemplos de cardápios de almoço e jantar
2ª Semana

Refeições	Segunda	Terça	Quarta	Quinta	Sexta	Sábado	Domingo
	Salada de pepino e tomate	Salada de agrião e tomate	Salada de alface e manga	Salada de almeirão e tomate	Salada de repolho e maçã	Salada de alface e cenoura ralada	Salada de rúcula e tomate cereja
	Arroz integral	Pirão	Arroz	Penne com tomate cereja e manjericão	Farofa de banana	Arroz integral	Espaguete ao sugo
Almoço	Feijão	-	Lentilha	-	Feijão	Feijão	-
	Lagarto recheado com cenoura	Pescada à Baiana	Frango xadrez	Bife rolê	Carne de panela	Badejo com molho de alcaparras	Coxa de frango assado
	Vagem refogada	Couve-flor refogada	Acelga refogada	Brócolis alho e óleo	-	Jardineira de legumes	Abobrinha ao curry
	Banana	Mamão	Uva	Nectarina	Figo	Pudim de leite	Melancia

TABELA 7.3 (cont.)

Exemplos de cardápios de almoço e jantar
2ª Semana

Refeições	Segunda	Terça	Quarta	Quinta	Sexta	Sábado	Domingo
Jantar	Salada de alface com beterraba	Salada de acelga e tomate	Salada de repolho roxo e tomate cereja	Salada de tomate	Salada de escarola, tomate e palmito	Salada de soja com pimentão	Salada de grão de bico
	Arroz com lentilha	Arroz com ervilhas	Risoto de alho-poró	Batata corada	-	Arroz integral	Arroz
	-	-	-	-	-	--	-
	Bife à milanesa	Frango rolê	Bife ao molho mostarda	Fricassé de frango	Panqueca de carne	Hambúrguer à Parmegiana	Bife ao molho rosé
	Quibebe	Escarola refogada	Cenoura com salsa e azeite	Almeirão alho e óleo	Espinafre alho e óleo	Couve alho e óleo	Chuchu gratinado
	Pera	Uva	Melão	Abacaxi	Gelatina	Kiwi	Mexerica

TABELA 7.4
Exemplos de cardápios de almoço e jantar
3ª Semana

Refeições	Segunda	Terça	Quarta	Quinta	Sexta	Sábado	Domingo
Almoço	Salada de feijão fradinho	Salada de escarola, tomate e pimentão	Salada de agrião e cenoura baby	Salada de beterraba ralada	Salada de rúcula e laranja	Salada de alface, pepino e tomate	Salada de agrião e tomate
	Cuscuz de legumes	Arroz integral	Espaguete com molho pomodoro	Arroz integral	Arroz	Purê de batata	Talharim à Parisiense
	-	Feijão	-	Feijão	Feijão branco	-	-
	Carne assada ao molho madeira	Iscas de peixe	Filé de frango grelhado	Bife acebolado	Bife à Pizzaiolo	Pescada à doré	Frango assado ao molho de vinho e tomilho
	Catalônia ao alho e óleo	Brócolis refogado	Espinafre refogado	Repolho refogado	Suflé de legumes	Cenoura refogada	Berinjela à Italiana
	Laranja	Manga	Mexerica	Doce de abóbora	Banana	Abacaxi	Ameixa

TABELA 7.4 (cont.)
Exemplos de cardápios de almoço e jantar
3ª Semana

Refeições	Segunda	Terça	Quarta	Quinta	Sexta	Sábado	Domingo
Jantar	Salada de beterraba cozida	Salada de alface e tomate	Salada de lentilha e alface roxa	Antepasto de berinjela	Salada de soja	Salada de cenoura ralada	Salada de acelga, tomate e azeitona
	Arroz	Arroz integral	Batata corada	Virado de escarola	Arroz	Arroz com aletria	Polenta com molho
	-	Feijão	-	Feijão	-	Lentilha	-
	Bife ao molho de ervilhas	Frango à Espanhola	Estrogonofe de carne	Filé de frango ao molho de laranja	Iscas à Milanesa	Quibe assado	Bife acebolado
	Berinjela à doré	Chuchu gratinado	-	-	Couve alho e óleo	Vagem refogada	Ervilha torta refogada
	Melão	Pêssego	Goiaba	Nectarina	Uva	Pera	Melancia

TABELA 7.5
Exemplos de cardápios de almoço e jantar
4ª Semana

Refeições	Segunda	Terça	Quarta	Quinta	Sexta	Sábado	Domingo
	Salada de escarola	Salada de agrião com tomate	Salada de pepino e cenoura	Salada de repolho e tomate	Salada de beterraba	Salada de alface e tomate	Salada de rúcula
	Arroz integral	Batata sautée	Creme de milho	Macarrão alho e óleo	Arroz integral	Arroz	Penne ao sugo
Almoço	Feijão	Feijão	-	-	Feijão	Feijão	-
	Abobrinha recheada	Pescada à Escabeche	Filé de frango à Milanesa	Carne assada	Escalope	Linguado ao molho de ervas	Bife rolé
	Cenoura refogada	-	Escarola refogada	Berinjela ao forno	Quiabo refogado	Purê de abóbora	Brócolis alho e óleo
	Manjar	Uva	Melancia	Laranja	Melão	Kiwi	Salada de frutas

TABELA 7.5 (cont.)

Exemplos de cardápios de almoço e jantar

4ª Semana

Refeições	Segunda	Terça	Quarta	Quinta	Sexta	Sábado	Domingo
Jantar	Salada de alface e palmito	Salada de lentilha e tomate	Salada de beterraba ralada	Salada de soja, cenoura e alface	Salada de catalônia	Salada de almeirão	Salada de acelga
	Arroz com ervilhas	Polenta com molho	Arroz integral	Batata doce corada	Arroz	Arroz com cenoura	Arroz
	-	-	Feijão	-	Feijão	Feijão	Grão-de-bico
	Bife ao molho madeira	Frango à Passarinho	Bife à Parmegiana	Filé de frango ao limão	Carne assada	Bife ao molho de tomate	Frango assado
	Acelga refogada	Jiló refogado	Chuchu com manjericão	-	Couve-flor gratinada	Couve refogada	Ratatouille
	Banana	Maçã	Manga	Figo	Goiaba	Ameixa	Pêssego

SUGESTÕES DE RECEITAS

Apresentamos, nas Tabelas 7.6 a 7.66, algumas sugestões de receitas com adoçantes dietéticos, com baixo teor de colesterol e também de sódio, além de molhos com baixo teor de sódio.

Sugestões de receitas com adoçantes dietéticos

TABELA 7.6
Receita n. 1: Arroz doce

INGREDIENTES	QUANTIDADES
Arroz	½ xícara (chá)
Água	1 ½ xícaras (chá)
Leite desnatado	2 ½ xícaras (chá)
Adoçante artificial líquido OU	30 gotas
Adoçante artificial em pó próprio para forno e fogão	½ xícara (chá)
Cravo, canela em rama e em pó	a gosto

MODO DE PREPARO:
Lavar e escorrer o arroz.
Cozinhar com quantidade de água indicada.
Adicionar o leite desnatado, a canela em rama e os cravos mexendo sempre.
Cozinhar até apurar.
Retirar do fogo e acrescentar o adoçante artificial. Misturar bem.
Despejar em taças e polvilhar com canela em pó a gosto.

RENDIMENTO: 6 porções

INFORMAÇÕES NUTRICIONAIS:
Calorias: 59 por porção
Proteínas: 2 g por porção
Carboidratos: 12 g por porção
Gorduras Totais: 0,1 g por porção
Gorduras Saturadas: 0 g por porção
Colesterol: 1 mg por porção
Sódio: 21 mg por porção
Fibras alimentares: 0 g por porção

TABELA 7.7
Receita n. 2: Brigadeiro

INGREDIENTES	QUANTIDADES
Leite condensado dietético (*receita n. 6*)	1 copo americano
Adoçante artificial em pó próprio para forno e fogão	se necessário
Margarina *light* sem sal	1 colher (sopa)
Chocolate em pó dietético	1 colher (sopa)

MODO DE PREPARO:

Misturar todos os ingredientes em uma panela, exceto o adoçante artificial.

Levar ao fogo brando, mexendo sempre até desprender do fundo.

Acrescentar o adoçante artificial, se necessário, quando a massa estiver fria, e misturar.

Fazer bolinhas e colocar em forminhas de papel.

Decorar os brigadeiros riscando-os com a ponta de um garfo.

RENDIMENTO: 15 porções

INFORMAÇÕES NUTRICIONAIS:

Calorias: 21 por porção

Proteínas: 1 g por porção

Carboidratos: 2 g por porção

Gorduras Totais: 1 g por porção

Gorduras Saturadas: 0 g por porção

Colesterol: 0 mg por porção

Sódio: 16 mg por porção

Fibras alimentares: 0 g por porção

TABELA 7.8
Receita n. 3: Creme de ricota

INGREDIENTES	QUANTIDADES
Ricota fresca	1 xícara (chá)
Leite desnatado	1 ½ xícaras (café)
Adoçante artificial em pó próprio para forno e fogão	½ xícara (chá)
Gotas de baunilha	a gosto

MODO DE PREPARO:
Bater todos os ingredientes no liquidificador durante um minuto.
Servir gelado.

RENDIMENTO: 3 porções

INFORMAÇÕES NUTRICIONAIS:
Calorias: 97 por porção
Proteínas: 7 g por porção
Carboidratos: 3 g por porção
Gorduras Totais: 7 g por porção
Gorduras Saturadas: 4 g por porção
Colesterol: 26 mg por porção
Sódio: 58 mg por porção
Fibras alimentares: 0 g por porção

TABELA 7.9
Receita n. 4: Curau

INGREDIENTES	QUANTIDADES
Milho verde fresco	5 xícaras (chá)
Leite desnatado	1 litro
Adoçante artificial em pó próprio para forno e fogão	1 xícara (chá)
Canela em pó	a gosto

MODO DE PREPARO:
Bater no liquidificador o milho verde com o leite desnatado.
Coar e levar ao fogo até engrossar.
Retirar do fogo, deixar esfriar e adicionar o adoçante artificial.
Despejar em taça e polvilhar com canela em pó.

RENDIMENTO: 10 porções

INFORMAÇÕES NUTRICIONAIS:
Calorias: 116 por porção
Proteínas: 6 g por porção
Carboidratos: 24 g por porção
Gorduras Totais: 1 g por porção
Gorduras Saturadas: 0 g por porção
Colesterol: 2 mg por porção
Sódio: 64 mg por porção
Fibras alimentares: 1 g por porção

TABELA 7.10
Receita n. 5: Doce de aletria

INGREDIENTES	QUANTIDADES
Água	1 litro
Leite desnatado	1 litro
Macarrão aletria	1 xícara (chá)
Adoçante artificial em pó próprio para forno e fogão	½ xícara (chá)
Canela em pó	a gosto

MODO DE PREPARO:
Cozinhar a aletria na água até amolecer. Escorrer.
Adicionar o leite desnatado e levar ao fogo mexendo sempre com uma colher de pau até engrossar.
Retirar do fogo e adicionar o adoçante artificial.Misturar.
Colocar em taças e polvilhar com canela em pó.
Observação: se preferir, aumentar ou diminuir a quantidade de adoçante ao seu gosto

RENDIMENTO: 10 porções

INFORMAÇÕES NUTRICIONAIS:
Calorias: 103 por porção
Proteínas: 6 g por porção
Carboidratos: 19 g por porção
Gorduras Totais: 0,5 g por porção
Gorduras Saturadas: 0,2 g por porção
Colesterol: 2 mg por porção
Sódio: 52 mg por porção
Fibras alimentares: 1 g por porção

TABELA 7.11
Receita n. 6: Leite condensado dietético

INGREDIENTES	QUANTIDADES
Leite em pó desnatado	5 colheres (sopa)
Água	5 colheres (sopa)
Adoçante artificial em pó próprio para forno e fogão OU	½ xícara (chá)
Adoçante artificial líquido	25 gotas

MODO DE PREPARO:

Misturar os ingredientes vigorosamente no liquidificador por 1 minuto.

Observação: utilizar no preparo de pudins e coberturas.

RENDIMENTO: 70 ml (1/2 copo americano).

INFORMAÇÕES NUTRICIONAIS:

Calorias: 139 por porção

Proteínas: 14 g por porção

Carboidratos: 21 g por porção

Gorduras Totais: 0 g por porção

Gorduras Saturadas: 0 g por porção

Colesterol: 5 mg por porção

Sódio: 220 mg por porção

Fibras alimentares: 0 g por porção

Nota: esta preparação faz parte da receita de "Brigadeiro".

TABELA 7.12
Receita n. 7: Mousse de maracujá

INGREDIENTES	QUANTIDADES
Leite em pó desnatado	7 colheres (sopa)
Água	12 colheres (sopa)
Gelatina em pó sem sabor	1 pacote (12g)
Iogurte desnatado	1 copo americano
Suco concentrado de maracujá	1 copo americano
Adoçante próprio para forno e fogão	½ xícara (chá)

MODO DE PREPARO:
Bater no liquidificador o leite desnatado, a água (7 colheres de sopa) e o adoçante artificial.
Acrescentar o suco concentrado de maracujá e o iogurte desnatado.
Bater novamente.
À parte desmanchar a gelatina em pó sem sabor em 5 colheres de sopa de água fria e levar ao fogo, até dissolver.
Acrescentar ao restante da mistura e bater bem.
Despejar em taças.
Levar à geladeira por cerca de 4 horas.

RENDIMENTO: 8 porções

INFORMAÇÕES NUTRICIONAIS:
Calorias: 47 por porção
Proteínas: 4 g por porção
Carboidratos: 8 g por porção
Gorduras Totais: 0 g por porção
Gorduras Saturadas: 0 g por porção
Colesterol: 2 mg por porção
Sódio: 54 mg por porção
Fibras alimentares: 0 g por porção

TABELA 7.13
Receita n. 8: Espuma de laranja e iogurte

INGREDIENTES	QUANTIDADES
Gelatina incolor sem sabor	1 envelope (12 g)
Suco de laranja	¼ xícara (chá)
Iogurte natural desnatado	2 copos
Adoçante próprio para forno e fogão	½ xícara (chá)
Claras em neve	2 unidades
Óleo	para untar
Para a calda	
Suco de laranja	1 xícara (chá)
Adoçante próprio para forno e fogão	2 colheres (sopa)
Amido de milho	1 colher (sobremesa)
Raspas de laranja	a gosto

MODO DE PREPARO:
Para a espuma
Hidratar a gelatina por 5 minutos.
Levar ao fogo, em banho-maria, até dissolver.
Em um recipiente misturar o iogurte com o adoçante e a gelatina já dissolvida.
Juntar este creme às claras batidas em neve e misturar delicadamente.
Colocar em uma forma decorativa (com 18 cm de diâmetro), untada com óleo.
Cobrir e levar à geladeira até ficar firme.
Para a calda
Misturar os ingredientes e levar ao fogo até engrossar um pouco.
Deixar esfriar e colocar sobre a espuma desenformada.
Salpicar com raspas de laranja.

RENDIMENTO: 5 porções

INFORMAÇÕES NUTRICIONAIS:
Calorias: 72 por porção
Proteínas: 6 g por porção
Carboidratos: 11 g por porção
Gorduras Totais: 0,2 g por porção
Gorduras Saturadas: 0,1 g por porção
Colesterol: 1,3 mg por porção
Sódio: 80 mg por porção
Fibras alimentares: 0,1 g por porção

134 · COMO CUIDAR DE SEU CORAÇÃO

TABELA 7.14
Receita n. 9: Maçãs ao vinho

INGREDIENTES	QUANTIDADES
Maçã vermelha descascada e cortada em 4 partes	4 unidades grandes
Margarina *light* sem sal	1 colher (sopa)
Uva passa sem semente	1 xícara (chá)
Adoçante próprio para forno e fogão	1 xícara (chá)
Canela em pó	a gosto
Vinho tinto seco	1 xícara (chá)

MODO DE PREPARO:

Colocar as maçãs cortadas em uma vasilha com água e limão para que não escureçam.

Em uma frigideira, derreter a margarina *light* sem sal.

Adicionar as maçãs, as uvas passas e polvilhar o adoçante e a canela.

Levar ao fogo baixo por cerca de 5 minutos.

Juntar o vinho e deixar no fogo por mais 10 minutos.

RENDIMENTO: 4 porções

INFORMAÇÕES NUTRICIONAIS:

Calorias: 262 por porção

Proteínas: 2 g por porção

Carboidratos: 55 g por porção

Gorduras Totais: 4 g por porção

Gorduras Saturadas: 1 g por porção

Colesterol: 0 mg por porção

Sódio: 7 mg por porção

Fibras alimentares: 5 g por porção

TABELA 7.15
Receita n. 10: Coroa de frutas

INGREDIENTES	QUANTIDADES
Uva itália, cortada ao meio e sem sementes	100 g
Uva rubi, cortada ao meio e sem sementes	100 g
Morango picado	100 g
Maçã descascada e cortada em cubos pequenos	1 unidade
Gelatina sem sabor	2 envelopes
Água	1 xícara (chá)
Suco de laranja	1 xícara (chá)
Gelatina dietética sabor limão	1 caixinha
Óleo	Para untar

MODO DE PREPARO:

Hidratar a gelatina e levar ao fogo em banho-maria para dissolvê-la.

Preparar a gelatina de limão de acordo com as instruções da embalagem.

Misturar a gelatina e o suco de laranja.

Em uma forma de furo central, com cerca de 25 cm de diâmetro, untada com óleo, colocar 1,5 cm de gelatina e levar à geladeira até começar a solidificar.

Espalhar as frutas sobre a gelatina já solidificada e despejar o restante da gelatina.

Cobrir com papel alumínio e deixar na geladeira por 3 horas.

Desenformar.

RENDIMENTO: 12 porções

INFORMAÇÕES NUTRICIONAIS:

Calorias: 26 por porção

Proteínas: 0,3 g por porção

Carboidratos: 7 g por porção

Gorduras Totais: 0,2 g por porção

Gorduras Saturadas: 0 g por porção

Colesterol: 0 mg por porção

Sódio: 4 mg por porção

Fibras alimentares: 1 g por porção

Sugestões de receitas com baixo teor de colesterol

TABELA 7.16
Receita n. 11: Molho "InCor" tipo Maionese

INGREDIENTES	QUANTIDADES
Açúcar	½ colher (chá)
Sal	½ colher (chá)
Mostarda	½ colher (chá)
Óleo	1 xícara (chá)
Vinagre	1 colher (sopa)
Suco de limão	1 colher (sopa)
Clara de ovo cozida	1 unidade
Clara de ovo crua	1 unidade

MODO DE PREPARO:

Bater a clara de ovo crua no liquidificador, em baixa-rotação.

Sem parar de bater, acrescentar:

– O óleo vagarosamente;

– A clara cozida em pedaços;

– E alternadamente o vinagre, o açúcar, o suco de limão, a mostarda e o sal.

RENDIMENTO: 28 colheres de sopa

INFORMAÇÕES NUTRICIONAIS:

Calorias: 52 g por porção

Carboidratos: 0 g por porção

Gorduras Totais: 6 g por porção

Gorduras Saturadas: 1 g por porção

Colesterol: 0 mg por porção

Sódio: 29 mg por porção

Fibras alimentares: 0 g por porção

Nota: esta preparação faz parte das receitas de "Patê de Requeijão de Ricota", "Salpicão de Frango" e "Molho Tártaro".

TABELA 7.17
Receita n. 12: Pão de aveia e linhaça

INGREDIENTES	QUANTIDADES
Fermento biológico	1 tablete (15 g)
Leite desnatado	1 xícara (chá)
Açúcar	1 colher (chá)
Ovo	1 unidade
Clara de ovo	2 unidades
Margarina light sem sal	2 colheres (sopa)
Semente de linhaça triturada	½ xícara (chá)
Aveia em flocos	1 xícara (chá)
Farinha de trigo	3 xícaras (chá)
Sal	1 colher (chá)

MODO DE PREPARO:

Dissolver o fermento no leite morno e adicionar o açúcar, o ovo, as claras, a margarina *light* sem sal e a linhaça.

Misturar bem e adicionar a aveia, a farinha e o sal.

Colocar em uma forma de bolo inglês (24 x 11 cm) untada e polvilhada com aveia.

Deixar crescer durante 30 minutos.

Assar em forno pré-aquecido (150ºC) por cerca de 30 minutos.

RENDIMENTO: 12 porções

INFORMAÇÕES NUTRICIONAIS:

Calorias: 202 por porção

Proteínas: 9 g por porção

Carboidratos: 30 g por porção

Gorduras totais: 5 g por porção

Gordura saturada: 0,4 g por porção

Colesterol: 23 mg por porção

Sódio: 119 mg por porção

Fibras alimentares: 2,5 g por porção

TABELA 7.18
Receita n. 13: Pasta de ricota com *tofu*

INGREDIENTES	QUANTIDADES
Tofu ("queijo de soja")	250 g
Cenoura média cozida	1 unidade
Ricota fresca	200 g
Alho	2 dentes
Azeite de oliva	1 colher (sopa)
Salsinha picada	2 colheres (sopa)
Sal	a gosto

MODO DE PREPARO:
Bater todos os ingredientes no liquidificador.

RENDIMENTO: 18 porções
1 porção: 1 colher de sopa
Peso por porção: 30 g

INFORMAÇÕES NUTRICIONAIS:
Calorias: 32 por porção
Proteínas: 2 g por porção
Carboidratos: 2 g por porção
Gorduras Totais: 2 g por porção
Gorduras Saturadas: 0,7 g por porção
Colesterol: 3 mg por porção
Sódio: 17 mg por porção sem considerar o sal de adição
Fibras alimentares: 0,2 g por porção

TABELA 7.19
Receita n. 14: Requeijão de ricota

INGREDIENTES	QUANTIDADES
Ricota fresca	500 g
Gelatina branca em pó sem sabor	½ envelope
Sal	1 colher (chá)
Água fervente	1 xícara (chá)
Água fria	1 xícara (chá)

MODO DE PREPARO:
Diluir o pó para gelatina, conforme instrução do fabricante.
Bater no liquidificador a ricota, a gelatina, o sal e a água fria.
Deixar descansar por alguns minutos.
Acrescentar a água fervente, bater novamente e levar para gelar.

RENDIMENTO: 39 colheres de sopa

INFORMAÇÕES NUTRICIONAIS:
Calorias: 22 por porção
Proteínas: 1 g por porção
Carboidratos: 0 g por porção
Gorduras Totais: 2 g por porção
Gorduras Saturadas: 1 g por porção
Colesterol: 6 mg por porção
Sódio: 45 mg por porção
Fibras alimentares: 0 g por porção

Nota: esta preparação faz parte da receita de "Patê de Requeijão de Ricota".

TABELA 7.20
Receita n. 15: Patê de requeijão de ricota

INGREDIENTES	QUANTIDADES
Molho "InCor" tipo maionese (receita n. 11)	3 colheres (sopa)
Requeijão de ricota (receita n. 14)	¾ xícara (chá)
Cebola picada	2 colheres (sopa)
Sal	¼ de colher (chá)

MODO DE PREPARO:
Bater todos os ingredientes com um garfo, até ficar cremoso.
Observações: se desejar o patê mais diluído, acrescentar leite desnatado.
Servir o patê em canapés e saladas.

RENDIMENTO: 28 colheres de sopa

INFORMAÇÕES NUTRICIONAIS:
Calorias: 11 por porção
Proteínas: 0 g por porção
Carboidratos: 0 g por porção
Gorduras Totais: 1 g por porção
Gorduras Saturadas: 0 g por porção
Colesterol: 1 mg por porção
Sódio: 38 mg por porção
Fibras alimentares: 0 g por porção

TABELA 7.21
Receita n. 16: Salpicão de frango

INGREDIENTES	QUANTIDADES
Molho "InCor" tipo maionese (*receita n. 11*)	a gosto
Frango cozido e desfiado (sem gordura e sem pele)	2 xícaras (chá)
Aipo cortado em cubos	1 xícara (chá)
Pimentão vermelho picado	1 colher (sopa)
Picles caseiro picado (*receita n. 59*)	½ xícara (chá)
Sal	a gosto
Alface picada	1 pé médio

MODO DE PREPARO:
Misturar bem todos os ingredientes.

RENDIMENTO: 8 porções

INFORMAÇÕES NUTRICIONAIS:
(Sem considerar o molho "InCor" tipo maionese):
Calorias: 66 por porção
Proteínas: 11 g por porção
Carboidratos: 1 g por porção
Gorduras Totais: 2 g por porção
Gorduras Saturadas: 0 g por porção
Colesterol: 29 mg por porção
Sódio: 42 mg por porção sem considerar o sal de adição
Fibras alimentares: 1 g por porção

TABELA 7.22
Receita n. 17: Berinjela recheada com carne moída

INGREDIENTES	QUANTIDADES
Berinjelas	8 unidades médias
Tomates sem pele e sem semente	100 g
Cebola picada	1 unidade pequena
Alho picado	2 dentes
Carne moída magra	400 g
Azeitonas pretas sem caroços e picadas (não usar se a pessoa for hipertensa)	100 g
Manjericão picado	8 folhas
Azeite de oliva	2 colheres (sopa)
Salsinha picada	1 colher (sopa)
Sal e pimenta	a gosto

MODO DE PREPARO:
Pré-aqueça o forno a 160ºC.
Cortar a parte superior das berinjelas e escavar reservando a parte extraída.
Salgar o interior das berinjelas e colocar de "boca para baixo" em uma travessa.
Picar a polpa das berinjelas em pedaços pequenos.
Fazer um refogado com a cebola, o alho e o azeite de oliva.
Acrescentar a berinjela, o tomate picado, as azeitonas e a carne moída.
Colocar por último o manjericão e a salsinha.
Temperar com o sal e a pimenta a gosto.
Enxaguar e escorrer as berinjelas.
Rechear cada berinjela com a preparação anterior até a parte superior.
Colocar as berinjelas recheadas numa assadeira e cobrir com papel alumínio.
Levar ao forno.
Assar por cerca de 35 a 40 minutos.
Servir as berinjelas quentes.

RENDIMENTO: 4 porções

INFORMAÇÕES NUTRICIONAIS:
Calorias: 255 por porção
Proteínas: 24 g por porção
Carboidratos: 15 g por porção
Gorduras Totais: 12 g por porção
Gorduras Saturadas: 1 g por porção
Colesterol: 49 mg por porção
Sódio: 330 mg por porção com a azeitona sem considerar o sal de adição
Sódio: 142 mg por porção sem a azeitona sem considerar o sal de adição
Fibras alimentares: 6 g por porção

TABELA 7.23
Receita n. 18: Bolo de carne

INGREDIENTES	QUANTIDADES
Carne moída magra	500 g
Cebola bem picada	1 unidade
Clara	1 unidade
Aveia em flocos	½ xícara (chá)
Sal	1 colher (chá)
Para pincelar	
Molho inglês (não usar se a pessoa for hipertensa)	1 colher (chá)

MODO DE PREPARO:
Misturar todos os ingredientes.
Modelar a carne em formato alongado, como um pão comprido, sobre papel alumínio.
Embrulhar a carne no alumínio, fechar bem as pontas e colocar em uma assadeira.
Levar ao forno médio, pré-aquecido, por cerca de 30 minutos.
Abrir o papel alumínio, pincelar a carne com o molho inglês e levar novamente ao forno por mais 10 minutos.
Retirar do forno, esperar amornar, cortar em 6 fatias e servir.

RENDIMENTO: 6 porções

INFORMAÇÕES NUTRICIONAIS:
Calorias: 154 por porção
Proteínas: 20 g por porção
Carboidratos: 8 g por porção
Gorduras Totais: 4 g por porção
Gorduras Saturadas: 1,3 g por porção
Colesterol: 41 mg por porção
Sódio: 265 mg por porção
Fibras alimentares: 1,1 g por porção

TABELA 7.24
Receita n. 19: Quibe assado

INGREDIENTES	QUANTIDADES
Trigo para quibe	½ xícara (chá)
Carne moída magra	250 g
Cenoura ralada no ralo grosso	1 unidade pequena
Cebola ralada	2 colheres (sopa)
Farinha de soja	2 colheres (sopa)
Sal	1 colher (chá)
Hortelã fresca picada	1 colher (chá)
Suco de limão	1 colher (sopa)
Para pincelar	
Molho inglês (não usar se a pessoa for hipertensa)	2 colheres (chá)
Azeite de oliva	1 colher (sopa)
Fatias de limão para acompanhar	a gosto

MODO DE PREPARO:
Colocar o trigo para quibe de molho em água quente (o suficiente para cobrir) e deixar por 30 minutos.
Escorrer bem e reservar.
Passado o tempo, misturar todos os ingredientes em um recipiente, até ficar uma massa firme.
Fazer bolinhos no formato de quibe e colocar em uma assadeira untada com óleo vegetal.
Para pincelar
Misturar o molho inglês com o azeite de oliva e pincelar os quibes.
Levar ao forno (180ºC) pré-aquecido para assar por cerca de 30 minutos.
Retirar e servir com limão.

RENDIMENTO: 8 porções
1 porção: 1 unidade
Peso por porção: 60 g

INFORMAÇÕES NUTRICIONAIS:
Calorias: 113 por porção
Proteínas: 9,6 g por porção
Carboidratos: 12 g por porção
Gorduras Totais: 3,4 g por porção
Gorduras Saturadas: 0,8 g por porção
Colesterol: 17 mg por porção
Sódio: 179 mg por porção
Fibras alimentares: 0,5 g por porção

TABELA 7.25

Receita n. 20: Estrogonofe de carne

INGREDIENTES	QUANTIDADES
Alcatra (ou outra carne magra)	1 kg
Óleo	1 colher (sopa)
Cogumelos frescos, cortados em cubos	100 g
Iogurte desnatado	1 xícara (chá)
Cebolas	2 unidades pequenas
Sal	a gosto
Tomate picado	400 g
Ervas aromáticas como orégano e cominho	a gosto

MODO DE PREPARO:

Remover toda a gordura existente na carne e cortar em tiras.

Refogar no óleo o tomate, a cebola picada e a carne.

Acrescentar sal a gosto.

Adicionar os cogumelos frescos e o iogurte desnatado quando a carne estiver quase cozida.

RENDIMENTO: 10 porções

INFORMAÇÕES NUTRICIONAIS:

Calorias: 239 por porção

Proteínas: 31 g por porção

Carboidratos: 4 g por porção

Gorduras Totais: 11 g por porção

Gorduras Saturadas: 5 g por porção

Colesterol: 49 mg por porção

Sódio: 86 mg por porção sem considerar o sal de adição

Fibras alimentares: 1 g por porção

TABELA 7.26
Receita n. 21: Cuscuz com sardinha fresca

INGREDIENTES	QUANTIDADES
Cebola picada	1 unidade média
Ervilhas frescas	1 xícara (chá)
Azeite de oliva	1 colher (sopa)
Purê de tomates	¼ de xícara (chá)
Água	3 xícaras (chá)
Sardinha fresca	450 g
Pimentão vermelho picado	1 xícara (chá)
Farinha de milho em flocos	2 xícaras (chá)
Farinha de mandioca	2 colheres (sopa)
Salsa e cebolinha picadas	a gosto

MODO DE PREPARO:
Refogar cebola e a ervilha no azeite de oliva.
Adicionar o purê de tomates e a água.
Deixar cozinhar por 10 minutos em fogo baixo.
Acrescentar a sardinha e o pimentão vermelho picados, e deixar por mais 10 minutos.
Despejar a farinha de milho e a de mandioca aos poucos e mexer até virar um mingau grosso.
Adicionar a salsa e a cebolinha, misturar e reservar.
Untar uma fôrma de pudim pequena (20 cm de diâmetro) com azeite de oliva, colocar a massa do cuscuz e pressionar bem.
Deixar firmar na fôrma por 5 minutos e desenformar. Se quiser, salpicar mais salsa e cebolinha.

RENDIMENTO: 8 porções

INFORMAÇÕES NUTRICIONAIS:
Calorias: 159 por porção
Proteínas: 12 g por porção
Carboidratos: 17 g por porção
Gorduras Totais: 5 g por porção
Gorduras Saturadas: 1 g por porção
Colesterol: 31 mg por porção
Sódio: 110 mg por porção
Fibras alimentares: 1 g por porção

TABELA 7.27
Receita n. 22: Peixe ao forno

INGREDIENTES	QUANTIDADES
Filé de peixe (pescada, merluza, abadejo, salmão ou linguado)	600 g
Cebolas cortadas em gomos	2 unidades grandes
Batata em rodelas finas	1 unidade média
Tomates sem pele e sem sementes picados	500 g
Cebolinha picada	1 xícara (chá)
Azeitonas verdes sem caroços (não usar se a pessoa for hipertensa)	50 g
Azeite de oliva	4 colheres (sopa)
Salsinha picada	2 colheres (sopa)
Cenoura em rodelas	1 unidade média
Mandioquinha em rodelas	1 unidade média
Sal e pimenta	a gosto
Ervilhas tortas	100 g
Abobrinha em rodelas	1 unidade média
Orégano	1 colher (sopa)

MODO DE PREPARO:
Limpar os filés de peixe, temperar com sal e pimenta a gosto.
Untar uma assadeira, colocar uma camada de batatas, polvilhar sal e pimenta.
Cobrir com os filés, espalhar uma camada de cebolas e uma camada de cebolinhas verdes.
Misturar o tomate com a azeitona, o orégano, a salsinha, regar com o azeite de oliva e despejar sobre a assadeira.
Acrescentar a cenoura, a mandioquinha, a abobrinha e as ervilhas.
Cobrir com papel alumínio e levar ao forno pré-aquecido a 180ºC durante 20 minutos.
Retirar o papel alumínio, completar o cozimento por mais 10 minutos em fogo alto.
Antes de servir deixar repousar por 10 minutos.

RENDIMENTO: 5 porções

INFORMAÇÕES NUTRICIONAIS:
Calorias: 326 por porção
Proteínas: 24 g por porção
Carboidratos: 24 g por porção
Gorduras Totais: 16 g por porção
Gorduras Saturadas: 4 g por porção
Colesterol: 66 mg por porção
Sódio: 285 mg por porção com a azeitona sem considerar o sal de adição
Sódio: 210 mg por porção sem a azeitona sem considerar o sal de adição
Fibras alimentares: 4 g por porção

148 · COMO CUIDAR DE SEU CORAÇÃO

TABELA 7.28
Receita n. 23: Peixe com molho de iogurte

INGREDIENTES	QUANTIDADES
Peixe em um só pedaço (pescada, merluza, abadejo, salmão ou linguado)	400 g
Iogurte natural desnatado	1 pote (200 g)
Suco de limão	1 colher (sopa)
Alho amassado	1 dente
Pimenta síria	1 colher (café)
Sal	2 colheres (café)
Para polvilhar	
Amêndoa bem picada	50 g
Azeite de oliva	2 colheres (chá)
Fatias de limão para decorar	a gosto

MODO DE PREPARO:

Temperar o peixe com o iogurte, o suco de limão, o alho, a pimenta e o sal.

Colocar o peixe em uma assadeira antiaderente, polvilhar a amêndoa, regar com o azeite e levar ao forno médio (180°C) por cerca de 30 minutos.

Servir com fatias de limão e folhas verdes.

RENDIMENTO: 4 porções

INFORMAÇÕES NUTRICIONAIS:

Calorias: 232 por porção

Proteínas: 21 g por porção

Carboidratos: 7 g por porção

Gorduras Totais: 14 g por porção

Gorduras Saturadas: 3 g por porção

Colesterol: 56 mg por porção

Sódio: 400 mg por porção

Fibras alimentares: 0,2 g por porção

TABELA 7.29
Receita n. 24: Cação ao suco de laranja

INGREDIENTES	QUANTIDADES
Cação	4 postas (400 g)
Suco de laranja	1 xícara (chá)
Cenoura	1 unidade pequena
Água	½ xícara (chá)
Vinagre	2 colheres (sopa)
Louro em pó	1 pitada
Tomilho	1 colher (chá)
Sal	1 colher (chá)
Amido de milho	2 colheres (chá)
Cebolinha verde picada	a gosto

MODO DE PREPARO:

Bater o suco, a cenoura e a água no liquidificador.

Levar ao fogo e juntar o vinagre, a cebola, o louro, o cheiro verde, o tomilho e o sal.

Deixar cozinhar por 10 minutos.

Adicionar o peixe e cozinhar por mais 8 minutos, aproximadamente. Retirar cuidadosamente e reservar.

Dissolver o amido em um pouco de água e misturar ao molho até engrossar levemente.

Servir sobre o peixe e enfeitar com a cebolinha.

RENDIMENTO: 4 porções

INFORMAÇÕES NUTRICIONAIS:

Calorias: 216 por porção

Proteínas: 18 g por porção

Carboidratos: 12 g por porção

Gorduras Totais: 10 g por porção

Gorduras Saturadas: 0,4 g por porção

Colesterol: 55 mg por porção

Sódio: 108 mg por porção

Fibras alimentares: 0,4 g por porção

TABELA 7.30
Receita n. 25: Tranças de linguado e de salmão

INGREDIENTES	QUANTIDADES
Filé de linguado cortado em tiras de 4 cm	600 g
Salmão em postas de 4 cm	600 g
Alho picado	1 dente
Cebola bem batidinha	1 unidade média
Vinho branco seco	1 copo americano
Sumo de limão coado	1 unidade
Farinha de trigo bem peneirada	1 colher (sopa)
Sal	a gosto
Salsinha verde bem batidinha	a gosto

MODO DE PREPARO:
Temperar as tiras de linguado e de salmão com alho, a cebola, o vinho branco, o sumo de limão e o sal necessário.
Cuidadosamente, trançar as tiras de linguado nas postas de 6 cm, em porções de aproximadamente 200 g por pessoa.
Assar, em forno brando.
Retirar o líquido que sobrar.
Filtrar. Levar ao fogo, com a farinha até adensar e obter um molho cremoso.
Nos pratos respectivos, depositar as tranças. Cobrir com o molho. Enfeitar com a salsinha bem batidinha.

RENDIMENTO: 12 porções

INFORMAÇÕES NUTRICIONAIS:
Calorias: 113 por porção
Proteínas: 19 g por porção
Carboidratos: 3 g por porção
Gorduras Totais: 3 g por porção
Gorduras Saturadas: 1 g por porção
Colesterol: 67 mg por porção
Sódio: 57 mg por porção sem considerar o sal de adição
Fibras alimentares: 0 g por porção

TABELA 7.31
Receita n. 26: Omelete com espinafre

INGREDIENTES	QUANTIDADES
Ovo inteiro	1 unidade
Claras de ovo	6 unidades
Espinafre cozido, espremido e picado	1 xícara (chá)
Salsinha picada	1 colher (sopa)
Sal e pimenta do reino	a gosto
Azeite de oliva	1 colher (sopa)
Cebolinhas	4 unidades

MODO DE PREPARO:
Aquecer o azeite de oliva e refogar as cebolinhas até amolecerem.
Bater os ovos com a pimenta e a salsinha, e por último o espinafre.
Despejar a mistura na frigideira antiaderente.
Cozinhar em fogo moderado até a parte de baixo endurecer.
Pegar a omelete com uma espátula e vire-a para que cozinhe do outro lado.
Servir quente.

RENDIMENTO: 3 porções

INFORMAÇÕES NUTRICIONAIS:
Calorias: 93 por porção
Proteínas: 11 g por porção
Carboidratos: 3 g por porção
Gorduras Totais: 5 g por porção
Gorduras Saturadas: 0,9 g por porção
Colesterol: 71 mg por porção
Sódio: 165 mg por porção, sem considerar o sal de adição
Fibras alimentares: 1,3 g por porção

TABELA 7.32
Receita n. 27: Bastões de *tofu* (queijo de soja)

INGREDIENTES	QUANTIDADES
Tofu (queijo de soja)	250 g
Farinha de trigo	2 colheres (sopa)
Páprica doce	1 pitada
Orégano	a gosto
Sal	1 colher (chá)
Azeite de oliva	2 colheres (chá)
Repolho roxo	2 xícaras (chá)
Repolho branco	2 xícaras (chá)
Vinagre branco	1 colher (sopa)
Gengibre em pó	1 pitada

MODO DE PREPARO:
Cortar o *tofu* em bastões e secar bem, com o auxílio de papel toalha.

Misturar a farinha de trigo, a páprica doce, o orégano e o sal.

Polvilhar os bastões com esta mistura.

Aquecer uma frigideira antiaderente com o azeite e grelhar os bastões dos dois lados.

Retirar e reservar.

Colocar os repolhos em uma panela e regar com o vinagre e o gengibre.

Abafar por 5 minutos e colocar em um prato.

Colocar os bastões por cima e servir.

RENDIMENTO: 6 porções

INFORMAÇÕES NUTRICIONAIS:
Calorias: 82 por porção

Proteínas: 5 g por porção

Carboidratos: 10 g por porção

Gorduras Totais: 3 g por porção

Gorduras Saturadas: 0 g por porção

Colesterol: 0 mg por porção

Sódio: 213 mg por porção

Fibras alimentares: 1 g por porção

TABELA 7.33
Receita n. 28: Macarrão com tofu (queijo de soja)

INGREDIENTES	QUANTIDADES
Tofu (queijo de soja) cortado em cubos	200 g
Gengibre ralado	1 colher (chá)
Mostarda	1 colher (chá)
Curry	1 colher (chá)
Alho amassado	2 dentes
Azeite de oliva	2 colheres (chá)
Ervilhas frescas ligeiramente cozidas	½ xícara (chá)
Cenoura em cubos	1 unidade média
Sal	1 colher (chá)
Macarrão tipo penne cozido	4 xícaras (chá)
Cebolinha fresca picada	a gosto

MODO DE PREPARO:

Temperar o tofu com o gengibre, a mostarda e o curry.
Em uma panela, refogar os alhos no azeite e juntar o tofu temperado.
Acrescentar as ervilhas, a cenoura, o sal e refogar mais um pouco.
Adicionar o macarrão, a cebolinha verde e servir.

RENDIMENTO: 4 porções
1 porção: 3 pegadores
Peso por porção: 180 g

INFORMAÇÕES NUTRICIONAIS:

Calorias: 285 por porção
Proteínas: 11 g por porção
Carboidratos: 66 g por porção
Gorduras Totais: 4 g por porção
Gorduras Saturadas: 0 g por porção
Colesterol: 31 mg por porção
Sódio: 305 mg por porção
Fibras alimentares: 4 g por porção

TABELA 7.34
Receita n. 29: Lasanha

INGREDIENTES	QUANTIDADES
Massa	
Massa de lasanha	500 g
Água	5 litros
Óleo	1 fio
Sal	1 colher (café) rasa
Molho n. 1	
Alcatra moída (ou qualquer outra carne magra)	250 g
Tomate batido no liquidificador	500 g
Água	¾ de xícara (chá)
Vinho rosé seco (opcional)	½ xícara (chá)
Óleo	¼ de xícara (chá)
Cebola picada	2 colheres (sopa)
Sal	a gosto
Molho n. 2	
Clara de ovo batida	2 unidades
Espinafre	1 maço médio
Sal	a gosto
Molho n. 3	
Ricota fresca	2 xícaras (chá)

TABELA 7.34 (cont.)
Receita n. 29: Lasanha

MODO DE PREPARO:

Massa

Levar ao fogo em uma panela, a água, o sal e o óleo.

Adicionar a massa uma a uma na água fervente, até o ponto de cozimento sem ficar quebradiça.

Retirar a massa, escorrer e reservar.

Molho n. 1

Refogar a carne com 1 colher de sopa de óleo, até ficar dourada.

Retirar o excesso de óleo da frigideira.

Adicionar os outros ingredientes.

Tampar e cozinhar em fogo brando por 30 minutos.

Molho n. 2

Refogar os ingredientes citados.

Molho n. 3

Amassar a ricota com o garfo.

Montagem da Lasanha

Untar uma forma refratária com óleo.

Arrumar a lasanha da seguinte forma:

– Massa da lasanha;

– Carne moída refogada;

– Massa da lasanha;

– Espinafre;

– Massa da lasanha;

– Ricota e assim, sucessivamente, sendo que a última camada deve ser de ricota;

– Levar ao forno em temperatura moderada, por 30 minutos.

RENDIMENTO: 8 porções

INFORMAÇÕES NUTRICIONAIS:

Calorias: 268 por porção

Proteínas: 18 g por porção

Carboidratos: 19 g por porção

Gorduras Totais: 12 g por porção

Gorduras Saturadas: 5 g por porção

Colesterol: 50 mg por porção

Sódio: 137 mg por porção sem considerar o sal de adição

Fibras alimentares: 2 g por porção

TABELA 7.35
Receita n. 30: Molho branco

INGREDIENTES	QUANTIDADES
Leite desnatado	1 xícara (chá)
Farinha de trigo	2 colheres (sopa)
Sal	1 colher (chá)
Noz moscada	a gosto

MODO DE PREPARO:
Misturar o leite desnatado com a farinha de trigo.
Levar ao fogo brando, mexendo vagarosamente até engrossar.
Adicionar o sal e a noz moscada.
Observação: utilizar em verduras, legumes, massas e carnes.

RENDIMENTO: 2 porções

INFORMAÇÕES NUTRICIONAIS:
Calorias: 100 por porção
Proteínas: 5 g por porção
Carboidratos: 19 g por porção
Gorduras Totais: 0 g por porção
Gorduras Saturadas: 0 g por porção
Colesterol: 1 mg por porção
Sódio: 720 mg por porção
Fibras alimentares: 1 g por porção

TABELA 7.36

Receita n. 31: Batata assada com alecrim e alho-poró

INGREDIENTES	QUANTIDADES
Batatas pré-cozidas cortadas em cubos	4 unidades pequenas
Alecrim fresco	a gosto
Alho-poró fatiado	2 xícaras (chá)
Alho fatiado bem fino	2 dentes
Azeite de oliva	2 colheres (sopa)
Sal	1 colher (chá)

MODO DE PREPARO:

Em um recipiente grande, misturar todos os ingredientes.

Colocar em um refratário untado e coberto com papel-alumínio e levar ao forno médio (180ºC), pré-aquecido por cerca de 20 minutos.

Retirar o papel alumínio e esperar dourar.

Se quiser, salpicar mais alecrim e servir.

RENDIMENTO: 4 porções

INFORMAÇÕES NUTRICIONAIS:

Calorias: 206 por porção

Proteínas: 4 g por porção

Carboidratos: 40 g por porção

Gorduras totais: 4 g por porção

Gordura saturada: 1 g por porção

Colesterol: 0 mg por porção

Sódio: 299 mg por porção

Fibras alimentares: 2 g por porção

TABELA 7.37
Receita n. 32: Ervilha torta com gergelim

INGREDIENTES	QUANTIDADES
Ervilha torta	400 g
Alho picado	1 dente
Cebola picada	1 unidade pequena
Margarina enriquecida com fitosterol	2 colheres (sopa) – 20 g
Gergelim torrado	1 colher (sopa)
Sal	a gosto

MODO DE PREPARO:
Dourar o alho e a cebola na margarina enriquecida com fitosterol.
Adicionar as ervilhas já limpas e cozinhar por 10 minutos.
Temperar com o sal e polvilhar o gergelim.

RENDIMENTO: 4 porções

INFORMAÇÕES NUTRICIONAIS:
Calorias: 135 por porção
Proteínas: 4 g por porção
Carboidratos: 13 g por porção
Gorduras Totais: 9 g por porção
Gorduras Saturadas: 2 g por porção
Colesterol: 0 mg por porção
Sódio: 198 mg por porção sem considerar o sal de adição
Fibras alimentares: 0,3 g por porção

TABELA 7.38
Receita n. 33: Caldo básico de legumes

INGREDIENTES	QUANTIDADES
Cravos-da-índia	4 unidades
Cebola	1 unidade grande
Alho	2 dentes
Cenoura	1 unidade
Nabo	1 unidade média
Alho-poró	1 unidade
Salsão	2 talos
Cheiro-verde	1 maço
Tomates picados	2 unidades

MODO DE PREPARO:

Espetar os cravos-da-índia na cebola e colocar na panela com o restante dos ingredientes.

Adicionar 4 litros de água e levar ao fogo para cozinhar por cerca de 1 hora, em fogo baixo até reduzir à metade.

Esperar amornar, coar com uma peneira e utilizar.

Obs: Se não utilizar todo o caldo, guardar em potes plásticos próprios para congelamento e descongelar de acordo com a necessidade.

RENDIMENTO: 2 litros

Nota: esta preparação faz parte das receitas de "Purê de Mandioquinha", "Polenta com Molho ao Sugo", "Sopa de Lentilhas", "Molho ao Vinho Branco" e "Molho de Ervas Aromáticas".

TABELA 7.39
Receita n. 34: Purê de mandioquinha

INGREDIENTES	QUANTIDADES
Mandioquinha	300 g
Erva-doce picada	1 bulbo
Caldo básico de legumes (receita n. 33)	½ xícara (chá)
Creme de leite light	4 colheres (sopa)
Sal	1 colher (café)
Salsa picada	a gosto

MODO DE PREPARO:
Cozinhar a mandioquinha com a erva-doce na água até ficar macia.
Passar pelo espremedor, levar para um recipiente e misturar com o caldo de legumes, o creme de leite light, o sal e a salsa.
Levar ao fogo até ficar um creme.

RENDIMENTO: 4 porções
1 porção: 3 colheres de sopa
Peso por porção: 90 g

INFORMAÇÕES NUTRICIONAIS:
Calorias: 79 por porção
Proteínas: 2 g por porção
Carboidratos: 16 g por porção
Gorduras Totais: 2 g por porção
Gorduras Saturadas: 1 g por porção
Colesterol: 4 mg por porção
Sódio: 108 mg por porção
Fibras alimentares: 1,9 g por porção

TABELA 7.40

Receita n. 35: Risoto de mussarela de búfala com tomate cereja

INGREDIENTES	QUANTIDADES
Água	2 litros
Ervas aromáticas	1 maço
Sal e pimenta do reino	a gosto
Arroz arbóreo (arroz para risoto)	350 g
Tomate cereja cortados à metade	100 g
Cebola picada	1 colher (sopa) cheia
Azeite de oliva	1 colher (sopa)
Mussarela de búfala em rodelas	150 g

MODO DE PREPARO:

Num caldeirão colocar a água, as ervas, o sal e a pimenta do reino.
Levar à fervura.
Diminuir o fogo.
Reduzir o caldo à metade e peneirar.
Noutra panela, aquecer 2 das colheres de azeite de oliva.
Refogar a cebola e juntar o arroz.
Aos poucos despejar o caldo fervente com uma concha.
Mexer sem interrupção.
Depois de 10 minutos agregar a mussarela de búfala e o tomate cereja.
Mexer por mais 6 a 7 minutos.
Retirar do fogo.
Incorporar o azeite de oliva remanescente e misturar bem.
Servir quente.

RENDIMENTO: 4 porções

INFORMAÇÕES NUTRICIONAIS:

Calorias: 458 por porção
Proteínas: 14 g por porção
Carboidratos: 73 g por porção
Gorduras Totais: 12 g por porção
Gorduras Saturadas: 7 g por porção
Colesterol: 16 mg por porção
Sódio: 1280 mg sem considerar o sal de adição
Fibras alimentares: 0,3 g por porção

TABELA 7.41
Receita n. 36: Souflê de escarola

INGREDIENTES	QUANTIDADES
Massa	
Clara de ovo crua	2 unidades
Leite desnatado	1 copo americano
Farinha de trigo	3 colheres (sopa)
Recheio	
Escarola picada	1 pé médio
Alho	2 dentes
Sal, pimenta do reino e orégano	a gosto
Cebola picada	1 unidade pequena

MODO DE PREPARO:
Massa
Bater todos os ingredientes e reservar.
Recheio
Refogar todos os temperos.
Adicionar a escarola picada e cozinhar.
Colocar em uma forma refratária untada, a escarola e depois a massa.
Levar para assar, por cerca de 20 minutos, em temperatura moderada.
Observação: a escarola pode ser substituída por outra verdura ou legume.

RENDIMENTO: 6 porções

INFORMAÇÕES NUTRICIONAIS:
Calorias: 59 por porção
Proteínas: 4 g por porção
Carboidratos: 11 g por porção
Gorduras Totais: 0 g por porção
Gorduras Saturadas: 0 g por porção
Colesterol: 1 mg por porção
Sódio: 36 mg por porção sem considerar o sal de adição
Fibras alimentares: 1 g por porção

TABELA 7.42
Receita n. 37: Souflê de queijo

INGREDIENTES	QUANTIDADES
Leite desnatado	500 ml
Margarina light sem sal	1 colher (sopa) cheia
Clara de ovo em neve	3 unidades
Sal	1 pitada
Ricota fresca	1 xícara (chá)
Aveia em flocos finos	1 xícara (chá)

MODO DE PREPARO:
Aquecer o leite desnatado.
Juntar a margarina light sem sal.
Adicionar o sal e a aveia em flocos finos, mexendo bem.
Acrescentar as claras de ovo em neve e a ricota, misturando bem.
Despejar a mistura em forma refratária untada com margarina light sem sal e farinha de trigo.
Assar em forno pré-aquecido na temperatura média, até dourar.

RENDIMENTO: 8 porções

INFORMAÇÕES NUTRICIONAIS:
Calorias: 98 por porção
Proteínas: 6 g por porção
Carboidratos: 7 g por porção
Gorduras Totais: 5 g por porção
Gorduras Saturadas: 2 g por porção
Colesterol: 11 mg por porção
Sódio: 68 mg por porção
Fibras alimentares: 1 g por porção

TABELA 7.43
Receita n. 38: Sopa creme básica

INGREDIENTES	QUANTIDADES
Leite desnatado	3 xícaras (chá)
Leite desnatado em pó	2 colheres (sopa)
Farinha de trigo	2 colheres (sopa)
Verdura ou legume picado e cozido	2 xícaras (chá)
Cebola cortada fina	1 colher (sopa)

MODO DE PREPARO:
Cozinhar em fogo brando, o leite desnatado, o leite desnatado em pó e a farinha de trigo, mexendo bem até ficar cremoso.
Adicionar o restante dos ingredientes.
Manter no fogo por mais 10 minutos.

RENDIMENTO: 4 porções

INFORMAÇÕES NUTRICIONAIS:
Calorias: 128 por porção
Proteínas: 7 g por porção
Carboidratos: 24 g por porção
Gorduras Totais: 1 g por porção
Gorduras Saturadas: 0 g por porção
Colesterol: 3 mg por porção
Sódio: 134 mg por porção
Fibras alimentares: 3 g por porção

TABELA 7.44
Receita n. 39: Suco de chá verde

INGREDIENTES	QUANTIDADES
Chá verde	½ copo americano
Abacaxi	1 fatia média
Maçã	½ unidade média

MODO DE PREPARO:
Bater tudo no liquidificador.
Adicionar gelo e adoçante se preferir.

RENDIMENTO: 1 porção

INFORMAÇÕES NUTRICIONAIS:
Calorias: 94 por porção
Proteínas: 1 g por porção
Carboidratos: 24 g por porção
Gorduras totais: 1 g por porção
Gordura saturada: 0,1 g por porção
Colesterol: 0 mg por porção
Sódio: 3 mg por porção
Fibras alimentares: 3 g por porção

Sugestões de receitas com baixos teores de colesterol e sódio

TABELA 7.45	
Receita n. 40: Patê de queijo minas fresco	
INGREDIENTES	*QUANTIDADES*
Queijo minas fresco sem sal	250 g
Salsa picada	2 colheres (sopa)
Leite desnatado	2 xícaras (chá)
Cebola picada	2 colheres (sopa)
Azeite de oliva	1 colher (sopa)

MODO DE PREPARO:

Amassar o queijo minas fresco com um garfo.

Bater no liquidificador (ou processador) o queijo minas fresco amassado, acrescentar a salsa, a cebola, o azeite de oliva e o leite desnatado.

RENDIMENTO: 8 porções

INFORMAÇÕES NUTRICIONAIS:

Calorias: 85 por porção

Proteínas: 6 g por porção

Carboidratos: 2 g por porção

Gorduras Totais: 6 g por porção

Gorduras Saturadas: 0 g por porção

Colesterol: 1 mg por porção

Sódio: 29 mg por porção

Fibras alimentares: 0 g por porção

TABELA 7.46
Receita n. 41: Tabule

INGREDIENTES	QUANTIDADES
Trigo para quibe demolhado e espremido	1 xícara (chá)
Cebolas cortadas em cubos	2 unidades médias
Pepinos com a casca picados em cubos	2 unidades
Tomates sem sementes picados em cubos	3 unidades
Cheiro-verde	½ xícara (chá)
Hortelã	½ xícara (chá)
Pimenta síria (opcional)	1 colher (chá)
Suco de limão	a gosto
Azeite de oliva	2 colheres (sopa)

MODO DE PREPARO:
Colocar o trigo em uma tigela e acrescentar o restante dos ingredientes.
Misturar bem.
Reservar em geladeira para tomar gosto e servir.

RENDIMENTO: 8 porções

INFORMAÇÕES NUTRICIONAIS:
Calorias: 120 por porção
Proteínas: 4 g por porção
Carboidratos: 23 g por porção
Gorduras Totais: 3 g por porção
Gorduras Saturadas: 0,3 grama por porção
Colesterol: 0 mg por porção
Sódio: 5 mg por porção
Fibras alimentares: 1,4 g por porção

TABELA 7.47
Receita n. 42: Salada de grãos

INGREDIENTES	QUANTIDADES
Soja cozida	1 xícara (chá)
Grão de bico cozido	1 xícara (chá)
Laranjas-peras em cubinhos	2 unidades
Tomates picados	2 unidades
Escarola picada	3 xícaras (chá)
Hortelã fresca	a gosto
Salsa picada	a gosto
Azeite de oliva	2 colheres (sopa)
Vinagre	a gosto

MODO DE PREPARO:
Misturar tudo, menos a escarola.
Colocar em uma saladeira e arrumar a escarola ao redor.

RENDIMENTO: 6 porções

INFORMAÇÕES NUTRICIONAIS:
Calorias: 140 por porção
Proteínas: 8 g por porção
Carboidratos: 20 g por porção
Gorduras Totais: 6 g por porção
Gorduras Saturadas: 1 g por porção
Colesterol: 0 mg por porção
Sódio: 6 mg por porção
Fibras alimentares: 7 g por porção

TABELA 7.48
Receita n. 43: Rosbife

INGREDIENTES	QUANTIDADES
Lagarto em uma peça só	1 kg
Molho de soja light	2 colheres (sopa)
Alho amassado	2 dentes
Gengibre fresco ralado	2 colheres (sopa)
Suco de limão	1 colher (chá)
Cebolinha verde picada	3 colheres (sopa)

MODO DE PREPARO:

Amarrar a carne com uma linha para manter o formato.

Colocar em uma panela o molho de soja light, os alhos, o gengibre e levar ao fogo até ferver.

Colocar o lagarto e cozinhar por cerca de 15 minutos. Virar regularmente.

Retirar do molho e deixar descansar por 5 minutos.

Acrescentar o suco de limão e a cebolinha picada.

Fatiar a carne, arrumar em uma travessa e regar com um pouco do molho.

RENDIMENTO: 10 porções

INFORMAÇÕES NUTRICIONAIS:

Calorias: 203 por porção

Proteínas: 28 g por porção

Carboidratos: 1 g por porção

Gorduras Totais: 8 g por porção

Gorduras Saturadas: 1,5 grama por porção

Colesterol: 85 mg por porção

Sódio: 174 mg por porção

Fibras alimentares: 0 g por porção

TABELA 7.49
Receita n. 44: Peixe ensopado

INGREDIENTES	QUANTIDADES
Azeite de oliva	2 colheres (chá)
Cebola ralada	1 unidade média
Tomate picado sem pele e sem semente	1 xícara (chá)
Coentro ou salsa verde picada	1 colher (sopa)
Postas de peixe	4 unidades (500 g)

MODO DE PREPARO:
Aquecer o azeite e refogar a cebola levemente.
Acrescentar o tomate picado e o coentro.
Quando levantar fervura, acomodar as postas de peixe na panela, sem sobrepor uma à outra.
Tampar a panela e aguardar 10 minutos.
Levar o peixe para o prato que será servido e acrescentar o molho sobre o peixe.
Se quiser, decorar com folhinhas de coentro.

RENDIMENTO: 4 porções

INFORMAÇÕES NUTRICIONAIS:
Calorias: 148 por porção
Proteínas: 24 g por porção
Carboidratos: 4 g por porção
Gorduras Totais: 4 g por porção
Gorduras Saturadas: 1 g por porção
Colesterol: 51 mg por porção
Sódio: 89 mg por porção
Fibras alimentares: 1 g por porção

TABELA 7.50
Receita n. 45: Torta de frango desfiado com cenoura

INGREDIENTES	QUANTIDADES
Massa	
Ovo	1 unidade
Fermento para pão	1 tablete (15 gramas)
Leite desnatado morno	½ xícara (chá)
Óleo	2 colheres (sopa)
Batata cozida e amassada	1 unidade grande
Farinha de trigo	2 xícaras (chá)
Recheio	
Frango com osso e sem pele	1 peito de frango grande (400 g)
Cebola picada	1 unidade
Tomates picados sem pele e sem sementes	2 unidades
Água	2 xícaras (chá)
Cenoura picada	1 xícara (chá)
Leite desnatado	1 xícara (chá)
Salsa picada	a gosto

TABELA 7.50 (cont.)
Receita n. 45: Torta de frango desfiado com cenoura

MODO DE PREPARO:

Massa

Bater o ovo ligeiramente com um garfo e reservar 1 colher de sopa.

Dissolver o fermento no leite desnatado morno e adicionar o restante do ovo, o óleo e a batata.

Acrescentar a farinha de trigo até formar uma massa fina, que "desgrude" das mãos.

Deixar descansar por cerca de 20 minutos.

Recheio

Refogar o peito de frango até dourar.

Adicionar a cebola, os tomates, 2 xícaras (chá) de água e deixar cozinhar até amaciar e reduzir o líquido à metade.

Retirar o peito de frango, deixar amornar e desfiar.

Voltar à panela com o líquido do cozimento, a cenoura e o amido de milho dissolvido no leite.

Deixar engrossar, retirar e adicionar a salsa.

Esperar esfriar.

Montagem da torta

Dividir a massa em duas partes e abrir em mesa enfarinhada.

Forrar o fundo e os lados de uma forma redonda média (24 cm de diâmetro) com uma das partes da massa e colocar o recheio frio.

Cobrir com a outra parte da massa e pincelar com o ovo reservado.

Assar em forno médio (180ºC) por cerca de 30 minutos. Servir quente.

RENDIMENTO: 8 porções

INFORMAÇÕES NUTRICIONAIS:

Calorias: 242 por porção

Proteínas: 17 g por porção

Carboidratos: 34 g por porção

Gorduras Totais: 4 g por porção

Gorduras Saturadas: 0,7 g por porção

Colesterol: 56 mg por porção

Sódio: 34 mg por porção

Fibras alimentares: 2 g por porção

TABELA 7.51
Receita n. 46: Frango indiano

INGREDIENTES	QUANTIDADES
Filés de frango	4 unidades
Curry em pó	1 colher (chá)
Tomilho fresco	a gosto
Manjerona fresca	a gosto
Suco de laranja	½ xícara (chá)
Azeite de oliva	1 colher (sopa)
Sal	a gosto

MODO DE PREPARO:
Temperar os filés com sal, o curry e as ervas.
Levar ao fogo em um frigideira com o azeite e grelhe dos dois lados. Acrescentar o suco de laranja e deixar até cozinhar e dourar.

RENDIMENTO: 4 porções

INFORMAÇÕES NUTRICIONAIS:
Calorias: 166 por porção
Proteínas: 25 g por porção
Carboidratos: 3 g por porção
Gorduras Totais: 5 g por porção
Gorduras Saturadas: 1 g por porção
Colesterol: 65 mg por porção
Sódio: 56 mg por porção sem considerar o sal de adição
Fibras alimentares: 0 g por porção

TABELA 7.52
Receita n. 47: Enrolado de queijo

INGREDIENTES	QUANTIDADES
Massa	
Leite desnatado morno	1 copo americano
Tablete de fermento para pão	1 unidade
Clara de ovo crua	2 unidades
Farinha de trigo	4 xícaras (chá)
Óleo	½ xícara (chá)
Recheio	
Queijo minas light fresco sem sal	500 g
Orégano	1 colher (sopa)
Leite desnatado	1 xícara (café)

MODO DE PREPARO:
Massa
Dissolver o fermento para pão no leite desnatado morno.
Misturar ao fermento dissolvido as claras e o óleo.
Acrescentar à mistura a farinha até dar consistência macia e elástica.
Sovar bem e deixar crescer.
Recheio
Amassar o queijo minas light fresco sem sal com um garfo.
Acrescentar o leite desnatado e o orégano. Amassar novamente.
Montagem
Abrir a massa com um rolo e espalhar o queijo minas fresco.
Enrolar como rocambole e assar em forno quente por cerca de 30 minutos.

RENDIMENTO: 14 porções

INFORMAÇÕES NUTRICIONAIS:
Calorias: 259 por porção
Proteínas: 11 g por porção
Carboidratos: 25 g por porção
Gorduras Totais: 13 g por porção
Gorduras Saturadas: 1 g por porção
Colesterol: 0 mg por porção
Sódio: 16 mg por porção
Fibras alimentares: 1 g por porção

TABELA 7.53
Receita n. 48: Pastel de ricota

INGREDIENTES	QUANTIDADES
Massa	
Farinha de trigo	2 ½ xícaras (chá)
Fermento em pó	1 colher (sopa)
Margarina light sem sal	100 g
Clara de ovo crua	1 unidade
Leite desnatado gelado	1 xícara (chá)
Recheio	
Ricota fresca	300 g
Orégano	1 colher (sopa)
Azeite de oliva	1 colher (sopa)
Salsa picada miúda	2 colheres (sopa)
Pimenta do reino	1 pitada

MODO DE PREPARO:

Massa

Em um recipiente colocar a farinha de trigo, o fermento em pó, a clara de ovo crua, a margarina light sem sal e o leite desnatado gelado.

Amassar bem.

Recheio

Amassar bem a ricota com um garfo.

Acrescentar salsa, cebolinha, pimenta do reino, orégano e o azeite de oliva e misturar tudo muito bem.

Montagem

Abrir a massa com um rolo, cortar em rodelas do tamanho da boca de uma taça.

Colocar o recheio, dobrar e apertar as bordas com um garfo.

Levar ao forno moderado por cerca de 15 minutos.

TABELA 7.53 (cont.)
Receita n. 48: Pastel de ricota

RENDIMENTO: 20 porções

INFORMAÇÕES NUTRICIONAIS:
Calorias: 114 por porção
Proteínas: 4 g por porção
Carboidratos: 12 g por porção
Gorduras Totais: 6 g por porção
Gorduras Saturadas: 2 g por porção
Colesterol: 5 mg por porção
Sódio: 27 mg por porção
Fibras alimentares: 0 g por porção

TABELA 7.54

Receita n. 49: Polenta com molho ao sugo

INGREDIENTES	QUANTIDADES
Polenta	
Fubá	500 g
Caldo básico de legumes (receita n. 33)	1 litro
Leite desnatado	1 litro
Sálvia seca	1 colher (sopa)
Mussarela de búfala	400 g
Pimenta	a gosto
Pimentão verde cortado em cubos	1 unidade
Molho ao sugo	
Tomates sem pele e sem semente batidos no liquidificador e peneirados	10 unidades
Cebola picada	1 unidade média
Azeite de oliva	1 colher (chá)

MODO DE PREPARO:

Polenta

Pré-aquecer o forno a 200ºC.

Cortar a mussarela de búfala em rodelas.

Ferver numa panela grande o caldo básico de legumes e o leite desnatado.

Acrescentar aos poucos o fubá e mexer bem até ferver novamente.

Cozinhar durante 15 minutos e mexer sempre.

Retirar do fogo e acrescentar a sálvia.

Misturar e temperar a gosto com a pimenta.

Molho ao sugo

Refogar a cebola no azeite de oliva.

Juntar o tomate batido e deixar apurar até que o molho esteja consistente.

Montagem da polenta

Forrar o fundo de uma assadeira com papel alumínio.

Colocar a metade da polenta.

Cobrir com metade da mussarela de búfala e com todo o pimentão.

Acrescentar a outra metade da polenta.

Nivelar a polenta com uma espátula e cobrir com o restante da mussarela de búfala.

Colocar o molho ao sugo, cobrir com papel alumínio e levar ao forno, por cerca de 20 minutos.

Servir bem quente.

TABELA 7.54 (cont.)
Receita n. 49: Polenta com molho ao sugo

RENDIMENTO: 10 porções

INFORMAÇÕES NUTRICIONAIS:

Calorias: 369 por porção

Proteínas: 16 g por porção

Carboidratos: 51 g por porção

Gorduras Totais: 12 g por porção

Gorduras Saturadas: 7 g por porção

Colesterol: 19 mg por porção

Sódio: 39 mg por porção

Fibras alimentares: 5 g por porção

TABELA 7.55
Receita n. 50: Tomates ao forno

INGREDIENTES	QUANTIDADES
Tomates grandes	8 unidades (800 g)
Azeite de oliva	3 colheres (sopa)
Alho picado	6 dentes
Folhas de manjericão	½ xícara (chá)
Salsa picada	½ xícara (chá)
Pão italiano bem picado ou passado em processador	2 fatias

MODO DE PREPARO:

Descascar os tomates, cortar em rodelas grossas e retirar as sementes.

Untar uma assadeira com 1 colher (sopa) de azeite de oliva e espalhar as rodelas de tomates em uma só camada. Reservar.

Em uma tigela, colocar o alho, o manjericão, a salsinha e o pão italiano. Misturar bem, distribuir a mistura dentro das rodelas de tomates e regar com o restante de azeite.

Levar ao forno médio (180ºC) por cerca de 40 minutos.

RENDIMENTO: 8 porções

1 porção: 4 rodelas

Peso por porção: 100 g

INFORMAÇÕES NUTRICIONAIS:

Calorias: 98 por porção

Proteínas: 3 g por porção

Carboidratos: 15 g por porção

Gorduras Totais: 3 g por porção

Gorduras Saturadas: 0,5 g por porção

Colesterol: 0 mg por porção

Sódio: 104 mg por porção

Fibras alimentares: 0,7 g por porção

TABELA 7.56
Receita n. 51: Molho creme de legumes

INGREDIENTES	QUANTIDADES
Cenoura descascada	1 unidade média
Batata descascada	1 unidade média
Suco de limão	1 unidade
Cebola picada	½ unidade média
Cheiro verde picado	4 colheres (sopa)
Óleo	1 xícara (café) (ou mais se necessário)

MODO DE PREPARO:

Cortar a cenoura e a batata em pedaços.

Cozinhar em pouca água e escorrer.

Bater no liquidificador a cenoura e a batata cozidas junto com o suco de limão, a cebola e o cheiro verde, acrescentando o óleo em fio até dar uma consistência pastosa.

Observação: utilizar em carnes e em saladas.

RENDIMENTO: 5 porções

INFORMAÇÕES NUTRICIONAIS:

Calorias: 139 por porção

Proteínas: 1 g por porção

Carboidratos: 8 g por porção

Gorduras Totais: 12 g por porção

Gorduras Saturadas: 2 g por porção

Colesterol: 0 mg por porção

Sódio: 10 mg por porção

Fibras alimentares: 1 g por porção

TABELA 7.57
Receita n. 52: Sopa de Lentilhas

INGREDIENTES	QUANTIDADES
Azeite de oliva	2 colheres (sopa)
Cebola picada	1 unidade grande
Lentilha seca	500 g
Caldo básico de legumes (receita n. 33)	4 xícaras (chá)
Água	4 xícaras (chá)
Espinafre fresco lavado	500 g
Iogurte natural desnatado	100 ml
Pimenta do reino	a gosto

MODO DE PREPARO:

Numa panela aquecer o azeite de oliva.

Adicionar a cebola até dourar.

Acrescentar as lentilhas, o caldo de legumes e a água.

Cozinhar, em fogo brando, por cerca de 45 a 60 minutos, ou até amolecer as lentilhas.

Acrescentar o espinafre e a pimenta do reino. Cozinhar por mais 15 minutos.

Se necessário, acrescentar mais do caldo de legumes ou de água.

Servir quente, e antes de servir acrescentar iogurte natural desnatado.

RENDIMENTO: 8 porções de 320 ml

INFORMAÇÕES NUTRICIONAIS:

Calorias: 257 por porção

Proteínas: 20 g por porção

Carboidratos: 40 g por porção

Gorduras Totais: 3 gramas por porção

Gorduras Saturadas: 0,4 g por porção

Colesterol: 0,2 mg por porção

Sódio: 65 mg por porção

Fibras alimentares: 21 g por porção

TABELA 7.58
Receita n. 53: Musli com soja

INGREDIENTES	QUANTIDADES
Proteína vegetal texturizada de soja	1 xícara (chá)
Aveia grossa	2 xícaras (chá)
Uva passa sem semente	1 xícara (chá)
Castanha-do-pará grosseiramente picadas	1 xícara (chá)
Canela em pó	1 ½ colher (chá)

MODO DE PREPARO:

Em uma panela grande, colocar a proteína e levar ao fogo, até que se mostre bem tostadinha.

Acrescentar a aveia, as uvas e as castanhas.

Em fogo baixo, misturar e remisturar.

Agregar a canela e esperar que volte à temperatura ambiente.

Acondicionar em recipientes bem fechados.

Usar puro, com frutas, leite ou iogurte.

RENDIMENTO: 24 porções

Peso da porção: 20 g

INFORMAÇÕES NUTRICIONAIS:

Calorias: 187 por porção

Proteínas: 4 g por porção

Carboidratos: 29 g por porção

Gorduras Totais: 5 g por porção

Gorduras Saturadas: 1 g por porção

Colesterol: 0 mg por porção

Sódio: 34 mg por porção

Fibras alimentares: 3 g por porção

Sugestões de receitas de molho com baixo teor de sódio

TABELA 7.59

Receita n. 54: Consommé

INGREDIENTES	QUANTIDADES
Carne bovina magra cortada em pedaços	500 g
Alho picado	2 dentes
Cebola picada	1 unidade média
Margarina light sem sal	2 colheres (sopa)
Água	1 ½ litros

MODO DE PREPARO:

Extrair o caldo da carne cozinhando-a com água em fogo brando.

Coar.

Derreter, à parte, a margarina light sem sal e refogar a cebola e o alho.

Adicionar ao refogado o caldo de carne.

Observação: utilizar para preparar molhos.

RENDIMENTO: 15 porções

INFORMAÇÕES NUTRICIONAIS:

Calorias: 58 por porção

Proteínas: 7 g por porção

Carboidratos: 1 g por porção

Gorduras Totais: 3 g por porção

Gorduras Saturadas: 1 g por porção

Colesterol: 19 mg por porção

Sódio: 20 mg por porção

Fibras alimentares: 0 g por porção

Nota: esta preparação faz parte das receitas de "Molho à *Languedoc*" e "Molho com Cogumelos Frescos".

TABELA 7.60
Receita n. 55: Molho ao vinho branco

INGREDIENTES	QUANTIDADES
Vinho branco	¾ de xícara (chá)
Caldo básico de legumes (receita n. 33)	¾ de xícara (chá)
Gema de ovo crua	1 unidade
Amido de milho	1 colher (sopa) rasa
Suco de limão	a gosto

MODO DE PREPARO:

Colocar para ferver o vinho branco com o caldo de legumes até reduzir a 2/3 do volume (= 1 copo).

Adicionar a gema de ovo crua já batida e peneirada, misturando bem.

Deixar ferver e adicionar o amido de milho dissolvido em um pouco de água, mexendo sem parar para não encaroçar.

Adicionar suco de limão a gosto, no momento de servir.

Observação: utilizar em peixes.

RENDIMENTO: 3 porções

INFORMAÇÕES NUTRICIONAIS:

Calorias: 60 por porção

Proteínas: 1 g por porção

Carboidratos: 4 g por porção

Gorduras Totais: 2 g por porção

Gorduras Saturadas: 1 g por porção

Colesterol: 71 mg por porção

Sódio: 5 mg por porção

Fibras alimentares: 0 g por porção

TABELA 7.61
Receita n. 56: Molho com cogumelos frescos

INGREDIENTES	QUANTIDADES
Cogumelos frescos	200 gramas
Consommé (receita n. 54)	1 xícara (chá)
Margarina light sem sal	2 colheres (sopa)
Farinha de trigo	1 colher (sopa) rasa
Suco de limão ou vinagre	1 colher (sobremesa)
Cebola picada	1 unidade pequena
Alho picado	2 dentes
Salsinha e pimenta do reino	a gosto

MODO DE PREPARO:

Aferventar os cogumelos frescos em água e gotas de limão ou vinagre. Escorrer e reservar.

Derreter a margarina light sem sal, refogar a cebola e o alho deixando dourar um pouco.

Adicionar os cogumelos frescos e refogar mais um pouco.

Juntar a farinha de trigo e deixar tostar ligeiramente.

Retirar do fogo.

Adicionar o consommé, a pimenta do reino, e deixar esquentar até levantar fervura.

Juntar suco de limão a gosto e salsinha picada, no momento de servir.

Observação: utilizar em frango assado e em carnes em geral.

RENDIMENTO: 5 porções

INFORMAÇÕES NUTRICIONAIS:

Calorias: 81 por porção

Proteínas: 3 mg por porção

Carboidratos: 6 g por porção

Gorduras Totais: 5 g por porção

Gorduras Saturadas: 1 g por porção

Colesterol: 4 mg por porção

Sódio: 8 mg por porção

Fibras alimentares: 1 g por porção

TABELA 7.62
Receita n. 57: Molho à Languedoc

INGREDIENTES	QUANTIDADES
Margarina light sem sal	2 colheres (sopa)
Farinha de trigo	2 colheres (sopa)
Alho picado	1 dente
Consommé (receita n. 54)	1 copo americano
Salsinha picada e pimenta do reino	a gosto
Suco de limão	½ unidade

MODO DE PREPARO:

Derreter a margarina light sem sal e juntar o alho.

Adicionar a farinha de trigo, mexendo bem, até tostar um pouco.

Acrescentar à mistura o consommé e a pimenta do reino.

Retirar do fogo quando a mistura estiver consistente.

Adicionar salsinha e suco de limão. Servir quente.

Observação: acompanhar legumes e carnes

RENDIMENTO: 2 porções

INFORMAÇÕES NUTRICIONAIS:

Calorias: 207 por porção

Proteínas: 6 g por porção

Carboidratos: 17 g por porção

Gorduras Totais: 13 g por porção

Gorduras Saturadas: 2 g por porção

Colesterol: 10 mg por porção

Sódio: 15 mg por porção

Fibras alimentares: 1 g por porção

TABELA 7.63
Receita n. 58: Molho de ervas aromáticas

INGREDIENTES	QUANTIDADES
Caldo básico de legumes (receita n. 33)	1 xícara (chá)
Vinagre	½ xícara (chá)
Noz-moscada ralada	a gosto
Sálvia	1 folha
Salsinha e cebolinha verde picadas	a gosto
Amido de milho	1 colher (sopa) rasa
Manjerona	1 raminho
Tomilho ou orégano	1 pitada

MODO DE PREPARO:

Misturar todas as especiarias.

Acrescentar o vinagre e o caldo de legumes.

Ferver e abafar.

Coar e adicionar o amido de milho dissolvido em um pouco de água mexendo sem parar para não encaroçar.

Deixar ferver até engrossar um pouco.

Retirar do fogo e adicionar a salsinha e a cebolinha picadas

Observação: utilizar em peixes.

RENDIMENTO: 3 porções

INFORMAÇÕES NUTRICIONAIS:

Calorias: 16 por porção

Proteínas: 0 g por porção

Carboidratos: 5 g por porção

Gorduras Totais: 0 g por porção

Gorduras Saturadas: 0 g por porção

Colesterol: 0 mg por porção

Sódio: 1 mg por porção

Fibras alimentares: 0 g por porção

TABELA 7.64
Receita n. 59: Picles caseiro

INGREDIENTES	QUANTIDADES
Abobrinhas com casca cortadas em fatias	2 unidades médias
Pepinos com casca cortados em fatias	2 unidades médias
Pimentões com casca cortados em fatias	2 unidades médias
Cenouras cortadas em fatias	2 unidades médias
Cebolinhas inteiras	6 unidades
Couve-flor picada	2 xícaras (chá)
Vinagre branco	4 xícaras (chá)

MODO DE PREPARO:
Limpar, lavar e cortar as hortaliças.
Colocar para ferver em fogo brando até o ponto desejado.
Retirar do fogo, escorrer e deixar esfriar.
Colocar em recipiente próprio, de preferência de vidro, e adicionar o vinagre.

RENDIMENTO: 15 porções

INFORMAÇÕES NUTRICIONAIS:
Calorias: 29 por porção
Proteínas: 1 g por porção
Carboidratos: 8 g por porção
Gorduras Totais: 0 g por porção
Gorduras Saturadas: 0 g por porção
Colesterol: 0 mg por porção
Sódio: 13 mg por porção
Fibras alimentares: 2 g por porção

Nota: esta preparação faz parte das receitas de "Salpicão de Frango" e "Molho Tártaro".

TABELA 7.65
Receita n. 60: Molho rico

INGREDIENTES	QUANTIDADES
Vinho branco	½ copo americano
Molho de tomate fresco	1 xícara (chá)
Cogumelos frescos picados	200 g
Amido de milho	1 colher (sopa) rasa
Cebola	1 unidade pequena
Pimentão	¼ de unidade média
Salsinha e pimenta do reino	a gosto
Limão ou vinagre	a gosto

MODO DE PREPARO:
Aferventar os cogumelos frescos em água e acrescentar limão ou vinagre.
Escorrer e reservar.
Ferver os cogumelos frescos picados com o vinho, a cebola e o pimentão picados.
Reservar.
Adicionar o amido de milho dissolvido no molho de tomate e a pimenta do reino.
Levar novamente ao fogo, mexendo sempre até engrossar.
Retirar do fogo e adicionar a salsinha picada.
Observação: utilizar em peixes e em carne bovina.

RENDIMENTO: 5 porções

INFORMAÇÕES NUTRICIONAIS:
Calorias: 45 por porção
Proteínas: 2 g por porção
Carboidratos: 8 g por porção
Gorduras Totais: 0 g por porção
Gorduras Saturadas: 0 g por porção
Colesterol: 0 mg por porção
Sódio: 14 mg por porção
Fibras alimentares: 1 g por porção

TABELA 7.66
Receita n. 61: Molho tártaro

INGREDIENTES	QUANTIDADES
Molho "InCor" tipo maionese (receita n. 11)	½ xícara (chá)
Cebolinha verde picada	1 ½ colheres (sopa)
Picles caseiro picado (receita n. 59)	1 ½ colheres (sopa)
Pimenta do reino	a gosto
Limão	a gosto

MODO DE PREPARO:
Misturar bem todos os ingredientes.
Observação: utilizar em carnes, lanches e saladas.

RENDIMENTO: 15 colheres de sopa

INFORMAÇÕES NUTRICIONAIS:
Calorias: 18 por porção
Proteínas: 0 g por porção
Carboidratos: 0 g por porção
Gorduras Totais: 0 g por porção
Gorduras Saturadas: 0 g por porção
Colesterol: 0 mg por porção
Sódio: 10 mg por porção
Fibras alimentares: 0 g por porção

BIBLIOGRAFIA CONSULTADA

1. Barreto RLP. Passaporte para o sabor: tecnologias para a elaboração de cardápios. São Paulo: Editora SENAC, 2000.
2. Os Chefs do coração: receitas para brindar a vida. São Paulo: Atheneu: InCor: Boccato Editores, 2003.

Índice Remissivo

A

Acessulfame-K, 80
Acidente vascular encefálico,
  mortalidade por, 9
Ácido(s), 13
  graxos, 69
  úrico, 13, 23
Açúcar(es), 16, 78
  e doces, consumo de, 104
  no sangue, 53
    controle do, 16
Adipócitos, substâncias bioativas dos,
  e efeitos cardiometabólicos adversos, 18
Aditivos, 62
Adoçante(s), 129
  artificiais, 62, 64
  dietéticos, 79, 134
    disponíveis no mercado com os
      respectivos edulcorantes, sacarose e
      valor calórico, 82
    sugestões de receitas com, 127
      arroz doce, 127
      brigadeiro, 128
      coroa de frutas, 136
      creme de ricota, 129
      curau, 130
      doce de aletria, 131

espuma de laranja e iogurte, 134
leite condensado dietético, 132
maças ao vinho, 135
mousse de maracujá, 133
Agência Nacional de Vigilância Sanitária
(v. ANVISA)
Agrotóxicos, 25
Água, 97
AIDS, 12
Alcatrão, 25
Álcool, 12
  abuso do, 44
Alcoolismo, 26
Alimentação, 24
  e qualidade de vida, 24
  em intervalos regulares, 4
  equilibrada, como deve ser uma, 91-110
    água, 97
    carboidratos, 93
    fibras alimentares, 97
    fora de casa, 105
    gordura, 95
    pirâmide dos alimentos, 98, 105
      açúcares e doces, 104
      carnes e ovos, 101
      composição das refeições, 104
      frutas, 101
      hortaliças, 100

leguminosas, 102
leite e derivados, 102
óleos e gorduras, 103
pães, cereais, raízes e tubérculos, 99
proteína, 94
saudável, 4
princípios, 91
saúde e qualidade de vida, 91
teste de autoavaliação alimentar, 107
vitaminas e minerais, 96
no tratamento de doenças, 61-89
diabete melito, 78
dislipidemias, 66
hipercolesterolemia, 66
hipertensão arterial, 61
hipertrigliceridemia, 77
obesidade, 84
Alimento(s), 70
combinação de pratos, 112
componentes ativos, grau de evidência
científica, benefícios a saúde e
frequência de consumo, 73
consistência dos, 111
e nutrientes, fontes e funções, 92
fontes de sódio, 62
forma de preparo do, 111, 113
assar, 113
banho-maria, 115
cozinhar a vapor, 15
cozinhar em líquido ou a poché, 115
defumar, 113
empanar, 114
ensopar, 115
ferver, 115
fritar, 114
grelhar, 113
guisar, 115
microondas, 115
refogar, 115
saltear, 114
funcionais, 73, 75
industrializados, conteúdo de sódio
presente por porção em alguns, 62
quantidade de colesterol em alguns, 67
quantidade de fibras solúveis, 70
quantidade de gordura *trans* em
alguns, 68

quantidade de, que equivalem
a 1g de sal, 63
leitura dos rótulos dos, 4
naturais, 4
sabor dos, 111
saudável, 65
com alimentos funcionais, 75
para quem tem colesterol alto, 76
para quem tem diabete melito, 84
para quem tem pressão alta, 65
sugestões, para uma cozinha
saudável, 117
de almoço e jantar, 119-126
de café da manhã, 118
valor calórico de alguns, 87
Almoço e jantar, sugestões de, 119-126
Anemia, 100
Angina pectoris, 55
Ansiedade, 4, 22, 27, 35
Antecedentes hereditários e
qualidade de vida, 24
ANVISA, 62
Apatia, 43
Apneia do sono, 1
Articulações, dores nas, 58
Aspartame, 80
Assar, 113
Aterosclerose, 8, 54, 66
Atividade física e lazer, 2, 15, 30
(v.t. Exercício físico)
prática regular de, 53, 78, 86
Autoavaliação
alimentar, teste de, 107
de estresse, 47
Autocontrole, 41
Autoestima, 6, 29
Avaliações clínicas e laboratoriais e
qualidade de vida, 23
Aveia, 138
Azeite de oliva, 69

B

Banho-maria, 115
Balanço energético, 39

Bebidas alcoólicas, consumo
de, 15, 27, 77, 91
Bem-estar, manutenção do, 29

C

Café da manhã, sugestões de, 118
Calçados e exercício físico, 57
Cálcio, 65
Calorias, 2, 4, 17, 53
  baixa ingestão de, 52
  valor calórico de alguns alimentos, 87
Câncer, colesterol *versus* cigarro *versus*, 25
Cansaço, 27, 58
Carboidratos, 93, 112
  dietas ricas em, e em gorduras, 77
  tipos, alimentos fontes e funções, 93
Carbono, monóxido de, 25
Cardápio, 84
  equilibrado, planejamento de um, 111
  saudável, 65
    com alimentos funcionais, 75
    para quem tem colesterol alto, 76
    para quem tem diabete melito, 84
    para quem tem pressão alta, 65
  sugestões de, para uma cozinha
    saudável, 117
    de almoço e jantar, 119-126
    de café da manhã, 118
Cardiologista, 12, 37
Cardiomiopatia isquêmica, 56
Carnes e ovos, consumo de, 101
Cereais, 4, 78, 99
  integrais, 65
Cérebro, funcionamento do, e mediação
  do psiquismo, 21
Ciclamato de sódio, 62, 80
Cigarro, 7, 25 (v.t. Tabagismo)
  colesterol *versus*, *versus* câncer,
    associações agressivas, 25
Circunferência, 53
  abdominal, 53
  da cintura, classificação da, 85
Cloreto de sódio, 62
Colesterol, 1, 9, 23, 66
  alto, 8

cardápio saudável para quem tem, 76
HDL-colesterol, 10, 16, 53
LDL-colesterol, 9, 16, 53, 66
níveis de, 5, 11
quantidade de, em alguns alimentos, 67
sugestões de receitas com baixos
  teores de, 137
  bastões de tofu, 153
  batata assada com alecrim e
    alho-poró, 158
  berinjela recheada com carne
    moída, 143
  bolo de carne, 144
  cação ao suco de laranja, 150
  caldo básico de legumes, 160
  cuscuz com sardinha fresca, 147
  e sódio, 167
    enrolado de queijo, 175
    frango indiano, 174
    molho creme de legumes, 181
    musli com soja, 183
    pastel de ricota, 176
    patê de queijo minas fresco, 167
    peixe ensopado, 171
    polenta com molho ao sugo, 178
    rosbife, 170
    salada de grãos, 169
    sopa de lentilhas, 182
    tabule, 168
    tomates ao forno, 180
    torta de frango desfiado com
      cenoura, 172
  ervilha torta com gergelim, 159
  estrogonofe de carne, 146
  lasanha, 155
  macarrão com tofu, 154
  molho, 137
    branco, 157
    InCor tipo maionese, 137
  omelete com espinafre, 152
  pão de aveia e linhaça, 138
  pasta de ricota com tofu, 139
  patê de requeijão de ricota, 141
  peixe, 149
    ao forno, 148
    ao molho de iogurte, 149

purê de mandioquinha, 161
quibe assado, 145
requeijão de ricota, 140
risoto de mussarela de búfalo com
tomate cereja, 162
salpicão de frango, 142
sopa creme básica, 165
souflê, 164
de escarola, 163
de queijo, 164
suco de chá verde, 166
tranças de linguado e de salmão, 151
total, 52, 66
versus cigarro *versus* câncer, associações
muito agressivas, 25
Compulsão alimentar, 4, 42
as origens da, 38
periódica, 38
Conduta alimentar e qualidade
de vida, 24
Conservantes químicos, 62
Controle alimentar, 66, 78
Coração(ões), 35
apertado, 36
doença do, controle de açúcar
no sangue e, 16
e mentes, 35
exercício físico, benefícios do, 51-59
cuidados especiais, 57
dislipidemia, 53
doença arterial coronariana, 54
hipertensão arterial, 54
insuficiência cardíaca, 56
obesidade e diabetes melito, 52
integração corpo-mente e o, 35
Corpo-mente, 35
Cozinha saudável, 111-192
planejamento de um cardápio
equilibrado, 111
receitas saudáveis e saborosas, 116
sugestões de cardápio, 117
de almoço e jantar, 119-126
de café da manhã, 118
sugestões de receitas, 127
com adoçantes dietéticos, 127
com baixo teor de colesterol, 137

com baixos teores de colesterol
e sódio, 167
de molho com baixo teor
de sódio, 184
a languedoc, 187
ao vinho branco, 185
com cogumelos frescos, 186
consommé, 184
de ervas aromáticas, 188
picles caseiro, 189
rico, 190
tártaro, 191
Cremes vegetais, 76
Cuidados especiais e exercício físico, 57
Culpa, 39

D

DASH, dieta, 65
Defumar, 113
Depressão, 22, 28, 42
estresse e, reconhecendo e aprendendo
a controlar, 43
Desânimo, 43, 57
Diabete(s), 7, 12, 16
controlar o açúcar no sangue reduz
morte por doença do coração, 16
dia-a-dia do diabético, 83
e doença cardiovascular, 17
melito, 52, 61, 78
cardápio saudável para quem tem, 84
obesidade e, 52
placas moles *versus* placas duras, 18
Dieta(s), 9, 61
balanceada, 11
com baixa quantidade de gordura
saturada, 9
DASH, 65
e exercício, 10, 53
hipocalórica, 52
ricas em carboidratos e em gorduras, 77
Dislipidemia, 12, 53, 61, 66
Dispneia, 35
Disposição física, 57
Doces, açúcares e, consumo de, 104

Doença(s)
  alimentação no tratamento de, 61-89
    diabete melito, 78
    dislipidemias, 66
    hipercolesterolemia, 66
    hipertensão arterial, 61
    hipertrigliceridemia, 77
    obesidade, 84
  arterial coronariana, 54
    mortalidade por, 9
  cardíacas, compreendendo e lidando
    com os aspectos psicológicos das, 35
  cardiovasculares, 9, 16, 61, 85
    mortalidade por, 9
    nas mulheres, aumento do risco de, 31
Dores nas articulações, 58

E

Edulcorantes, 82
Emagrecimento, 4, 41
Embutidos, 67
Empanar, 114
Enlatados, 62, 64
Ensopar, 115
Enxaqueca, 24
Equilíbrio nutricional, 110
Espasmos coronarianos, 22
Esteviosídeo, 81
Estilo de vida, mudanças de, 1-6
  evidências clínicas da, e da terapia
    medicamentosa, 7
Estudo *Lifestyle Heart Trial*, 55
Estresse, 19, 27, 42
  autoavaliação de, 47
  controle do, 43, 78
  e depressão, reconhecendo e aprendendo
    a controlar, 43
  estratégias de manejo do, 49
  exagerado e fatores de risco, 19
  negativo, 22
  nível de, 48
  positivo, 22
Exercício físico, 12, 52
  (v.t. Atividade física)

benefícios do, para seu coração, 51-59
  cuidados especiais, 57
  dislipidemia, 53
  doença arterial coronariana, 54
  hipertensão arterial, 54
  insuficiência cardíaca, 56
  obesidade e diabetes melito, 52
dieta e, 10, 53
prática regular de, 53, 78

F

Fadiga crônica, 58
Fast-food, 11
Fatores de risco (v. Risco, fatores de)
Ferver, 115
Fibras alimentares, 65, 70, 97
  questionário de frequência de
    consumo de, 72
  solúveis, 70
  tipos, alimentos fonte e funções, 97
Fome, 39
Fraqueza, 57
Fritar, 114
Frituras, 112
Frustração, 41
Frutas, 4, 64, 101
Frutose, 79

G

Glicemia, 1
  controle da, 16
Gordura(s), 95
  abdominal, 85
  corporal, 53
  dietas ricas em carboidratos e em, 77
  insaturadas, 68
  monoinsaturadas, 68, 112
  óleos e, consumo de, 103
  poli-insaturadas, 68, 112
  questionário de frequência de
    consumo de, 71
  saturada, 8, 9, 65, 112

tipos, alimentos fontes e funções, 95
trans, 76, 104
   quantidade de, em alguns
     alimentos, 68
   vegetal hidrogenada, 76, 103
Grelhar, 113
Guisar, 115

H

Hábito(s), 25
   alimentares saudáveis, 61
   de comer muito sal, 15
   e vícios, 24
     alcoolismo, 26
     colesterol *versus* cigarro *versus*
      câncer, 25
     tabagismo, 24
HDL-colesterol, 10, 16, 53
Herança familiar, 15
Hipercolesterolemia, 66
Hipersonia, 45
Hipertensão arterial, 1, 14, 54, 61
   (v.t. Pressão alta)
   sistêmica, mortalidade por, 9
Hipertrigliceridemia, 77
Hipoglicemia, 17
Hipotireoidismo, 12
Hortaliças, consumo de, 100

I

Inatividade física, 112
Inchaço, 58
Índice de massa corporal, 14, 84
   classificação do, 85
Industrializados, 62, 192
Infarto do miocárdio, 11, 16, 55
   mortalidade por, 9
Insônia, 45, 58
Insuficiência cardíaca, 56
Insulina, resistência a, 14
Integração corpo-mente e o coração, 35
Irritabilidade, 27

L

Lanche(s), 92
   altamente calóricos, 2
   da manhã, 92
   da noite, 92
Laticínios, 69
Lazer, atividade física e, 30
LDL-colesterol, 9, 16, 53, 66
Legumes, 4, 64
   caldo básico de, 160
Leguminosas, consumo de, 102
Leite e derivados, 75, 102
Lifestyle Heart Trial, 55

M

Magnésio, 65
Manitol, 79
Manteiga, 67
Margarinas, 76
   tradicionais, 103
Massa corporal, 53
   índice de, 85
   magra, 53
Medicina esportiva, 2
Menopausa, 32
Mente-corpo, 20
Mentes, corações e, 35
Microondas, 115
Milho, 100
Minerais, vitaminas e, tipos, alimentos
   fonte e funções, 96
Miocárdio, infarto do, 11, 16, 55
   mortalidade por, 9
Molho com baixo teor de sódio, sugestões
   de receitas de, 184
   a languedoc, 187
   ao vinho branco, 185
   com cogumelos frescos, 186
   consommé, 184
   de ervas aromáticas, 188
   picles caseiro, 189
   rico, 190
   tártaro, 191

Monóxido de carbono, 25
Mortalidade por doenças
  cardiovasculares, 9
Mulheres, risco de doenças
cardiovasculares nas, 31

N

Negação, 42
Nicotina, 25
Nutricionista, 4, 86

O

Obesidade, 2, 12, 16, 52, 84, 86
  abdominal, 7, 14
  e diabetes melito, 52
  tratamento da, 41
Obstrução coronária, 55
Óleo(s), 68
  de canola, 69
  e gorduras, consumo de, 103
  vegetais, 68
Ômega 6, 68
Ômega 3, 68
Ômega 9, 68
OMS, 25, 63, 85
Ovos, consumo de, 101

P

Pães, cereais, raízes e tubérculos,
  consumo de, 99
Percepção do funcionamento e das
  alterações do corpo e da mente, 37
Peso corporal, controle do, 53
Pirâmide alimentar, 98, 105
  açúcares e doces, 104
  carnes e ovos, 101
  composição das refeições, 104
  frutas, 101
  hortaliças, 100
  leguminosas, 102

leite e derivados, 102
  óleos e gorduras, 103
  pães, cereais, raízes e
    tubérculos, 99
Placas, 18
  duras, 18
  moles, 18
Potássio, 64
Prazer, 39
Pressão alta, 61
  (v.t. Hipertensão arterial)
  cardápio saudável para quem tem, 65
  controle da, 61
  entendendo a, 14
Produtos
  diet, 81, 106
  dietéticos, 62
  enlatados, 62, 64
  industrializados, 62, 192
  light, 81, 106
  zero, 81
Proteínas, 112
  tipos, alimentos fontes e funções, 94
Psiquismo, funcionamento do cérebro e
  mediação do, 21

Q

Qualidade de vida, 23, 56
  antecedentes hereditários, 24
  atividade física e lazer, 30
  avaliações clínicas e laboratoriais, 23
  conduta alimentar, 24
  depressão, 28
  estresse, 27
  hábitos e vícios, 24
    alcoolismo, 26
    colesterol *versus* cigarro *versus* câncer,
      associações muito agressivas, 25
    tabagismo, 24
  saúde e, 91
Questionário de frequência de
  consumo, 71
  de fibras alimentares, 72
  de gordura, 71

R

Raízes, consumo de, 99
Receitas, sugestões de, 116
  para uma cozinha saudável, 127
    com adoçantes dietéticos, 127
      arroz doce, 127
      brigadeiro, 128
      coroa de frutas, 136
      creme de ricota, 129
      curau, 130
      doce de aletria, 131
      espuma de laranja e iogurte, 134
      leite condensado dietético, 132
      maças ao vinho, 135
      mousse de maracujá, 133
    com baixo teor de colesterol, 137
      bastões de tofu, 153
      batata assada com alecrim e
        alho-poró, 158
      berinjela recheada com carne
        moída, 143
      bolo de carne, 144
      cação ao suco de laranja, 150
      caldo básico de legumes, 160
      cuscuz com sardinha fresca, 147
      ervilha torta com gergelim, 159
      estrogonofe de carne, 146
      lasanha, 155
      macarrão com tofu, 154
      molho branco, 157
      molho InCor tipo maionese, 137
      omelete com espinafre, 152
      pão de aveia e linhaça, 138
      pasta de ricota com tofu, 139
      patê de requeijão de ricota, 141
      peixe ao forno, 148
      peixe ao molho de iogurte, 149
      purê de mandioquinha, 161
      quibe assado, 145
      requeijão de ricota, 140
      risoto de mussarela de búfalo com
        tomate cereja, 162
      salpicão de frango, 142
      sopa creme básica, 165
      souflê de escarola, 163
      souflê de queijo, 164
      suco de chá verde, 166
      tranças de linguado e de salmão, 151
    com baixos teores de colesterol e
      sódio, 167
      enrolado de queijo, 175
      frango indiano, 174
      molho creme de legumes, 181
      musli com soja, 183
      pastel de ricota, 176
      patê de queijo minas fresco, 167
      peixe ensopado, 171
      polenta com molho ao sugo, 178
      rosbife, 170
      salada de grãos, 169
      sopa de lentilhas, 182
      tabule, 168
      tomates ao forno, 180
      torta de frango desfiado com
        cenoura, 172
    de molho com baixo teor de
      sódio, 184
      a languedoc, 187
      ao vinho branco, 185
      com cogumelos frescos, 186
      consommé, 184
      de ervas aromáticas, 188
      picles caseiro, 189
      rico, 190
      tártaro, 191
  saudáveis e saborosas, 116
Reeducação alimentar, 54
Refeições, composição das, 104
Refogar, 115
Risco, fatores de, cardiovasculares, como
  identificar, tratar e prevenir os, 7-33
  aterosclerose, 8
  diabetes, 16
    controlar o açúcar no sangue reduz
      morte por doença do coração, 16
    e doença cardiovascular, 17
    placas moles *versus* placas duras, 18
  estresse, 19
    exagerado e fatores de risco, 19
    positivo ou estresse negativo, 22
  evidências clínicas da mudança de estilo
    de vida e da terapia medicamentosa, 7

fatores genéticos, inflamação e outras doenças associadas, 12
hipertensão arterial, 14
nas mulheres, 31
obesidade abdominal e resistência a insulina, 14
qualidade de vida, 23
antecedentes hereditários, 24
atividade física e lazer, 30
avaliações clínicas e laboratoriais, 23
conduta alimentar, 24
depressão, 28
estresse, 27
hábitos e vícios, 24
Rótulos dos alimentos, leitura dos, 4

S

Sacarina, 62
sódica, 80
Sacarose, 79, 82
Sal(is), 116
consumo de, 61
dietéticos, 62, 64
excesso de, 106
hábitos de comer muito, 15
quantidade de alimentos que equivalem a 1g de, 63
Saleiro, 64
Saltear, 114
Sangue, açúcar no, controle do, 16
Saúde, 73
alimentos, componentes ativos, grau de evidência científica, benefícios a, e frequência de consumo, 73
e qualidade de vida, 91
Sedentarismo, 51
Self service, 112
Sementes oleaginosas, 69
Serviço de Nutrição e Dietética do InCor, 3
Síndrome(s)
da imunodeficiência adquirida (v. AIDS)
metabólica, 14
Sintomas e exercício físico, 57

Sistema
límbico, 20
nervoso, 20
autônomo, 20
central, 20
self service, 112
Sódio, 167
alimentos fontes de, 62
ciclamato de, 62, 80
cloreto de, 62
conteúdo de, presente por porção em alguns alimentos industrializados, 62
sugestões de receitas, 184
com baixos teores de colesterol e, 167
de molho com baixo teor de, 184
Sono, apneia do, 1
Sorbitol, 79
Substâncias
bioativas dos adipócitos e efeitos cardiometabólicos adversos, 18
radioativas, 25
Sucralose, 81

T

Tabaco, 44
Tabagismo, 12, 24, 26 (v.t. Cigarro)
Taquicardia, 19
Taquipneia, 35
Temperos, 117
Tensão emocional, 27
Terapia medicamentosa, 78
evidências clínicas da mudança de estilo de vida e da, 7
Teste(s)
de autoavaliação, 47
alimentar, 107
do estresse, 47
ergométrico de esforço, 5, 58
Transtorno psíquico, 43
Treinamento físico, 53
aeróbio, 54
Triglicérides, 1, 53, 77
altos, 66
Tristeza, 36, 46
Tubérculos, 99

ÍNDICE REMISSIVO · *201*

V

Valor calórico, 87
  de adoçantes dietéticos, 82
  de alguns alimentos, 87
Verduras, 4, 64
Vestimentas e exercício físico, 57
Vícios, hábitos e, 24
  alcoolismo, 26
  colesterol *versus* cigarro *versus* câncer,
    associações muito agressivas, 25
  tabagismo, 24
Vida
  estilo de, mudanças de, 1-6
    evidências clínicas da, e da terapia
      medicamentosa, 7
  qualidade de, 23, 56

antecedentes hereditários, 24
atividade física e lazer, 30
avaliações clínicas e laboratoriais, 23
conduta alimentar, 24
depressão, 28
estresse, 27
hábitos e vícios, 24
saúde e, 91
Vitaminas, 92
  e minerais, 112
    tipos, alimentos fonte e funções, 96

X

Xilitol, 79